Stutenmilch
als Heilnahrung

Inhaltsstoffe • Anwendungen • Erfahrungsberichte

ABBILDUNGSNACHWEIS

Gabriele Boiselle:	Titelfoto
Bernhard Bergmann:	2. Bildteil/4. Seite; 3. Bildteil/2. Seite; 3. Bildteil/3. Seite oben und unten rechts
Autoren:	alle anderen Abbildungen

Wichtiger Hinweis:
Alle in diesem Buch enthaltenen Angaben, Daten, Ergebnisse usw. wurden von den Autoren nach bestem Wissen erstellt und von ihnen mit größter Sorgfalt überprüft. Gleichwohl sind Fehler nicht vollständig auszuschließen. Daher erfolgen alle Angaben ohne jegliche Verpflichtung oder Garantie der Autoren. Sie tragen deshalb keine Verantwortung und übernehmen keine Haftung für etwaige inhaltliche Unrichtigkeiten.

IMPRESSUM

Achauerstraße 49A, A-2335 Leopoldsdorf, e-mail: buch@agrarverlag.at, Internet: www.agrarverlag.at

Projektleitung: Irene Biricz, Österreichischer Agrarverlag
Korrektorat: Anja Lungstraß
Grafische Gestaltung und Satz: armanda,geisler Wien
Druck: Druckerei Theiss GmbH, A-9431 St. Stefan
Printed in Austria

ISBN: 3-7040-1932-1

Dr. Werner Seidl • Thomas Derler-Töchterle

Stuten milch

als Heilnahrung

- Inhaltsstoffe
- Anwendungen
- Erfahrungsberichte

Agrarverlag

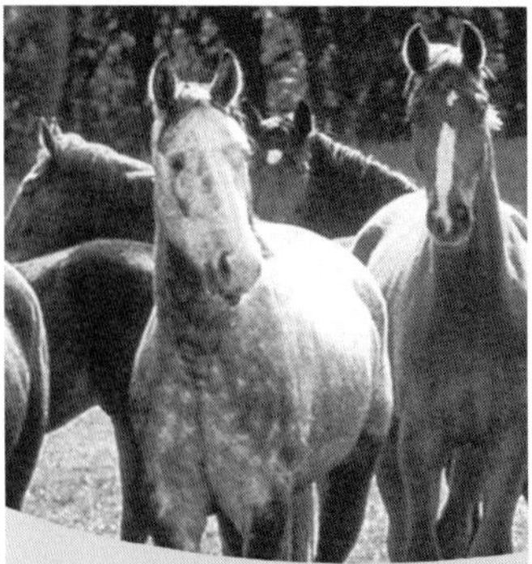

Inhalt

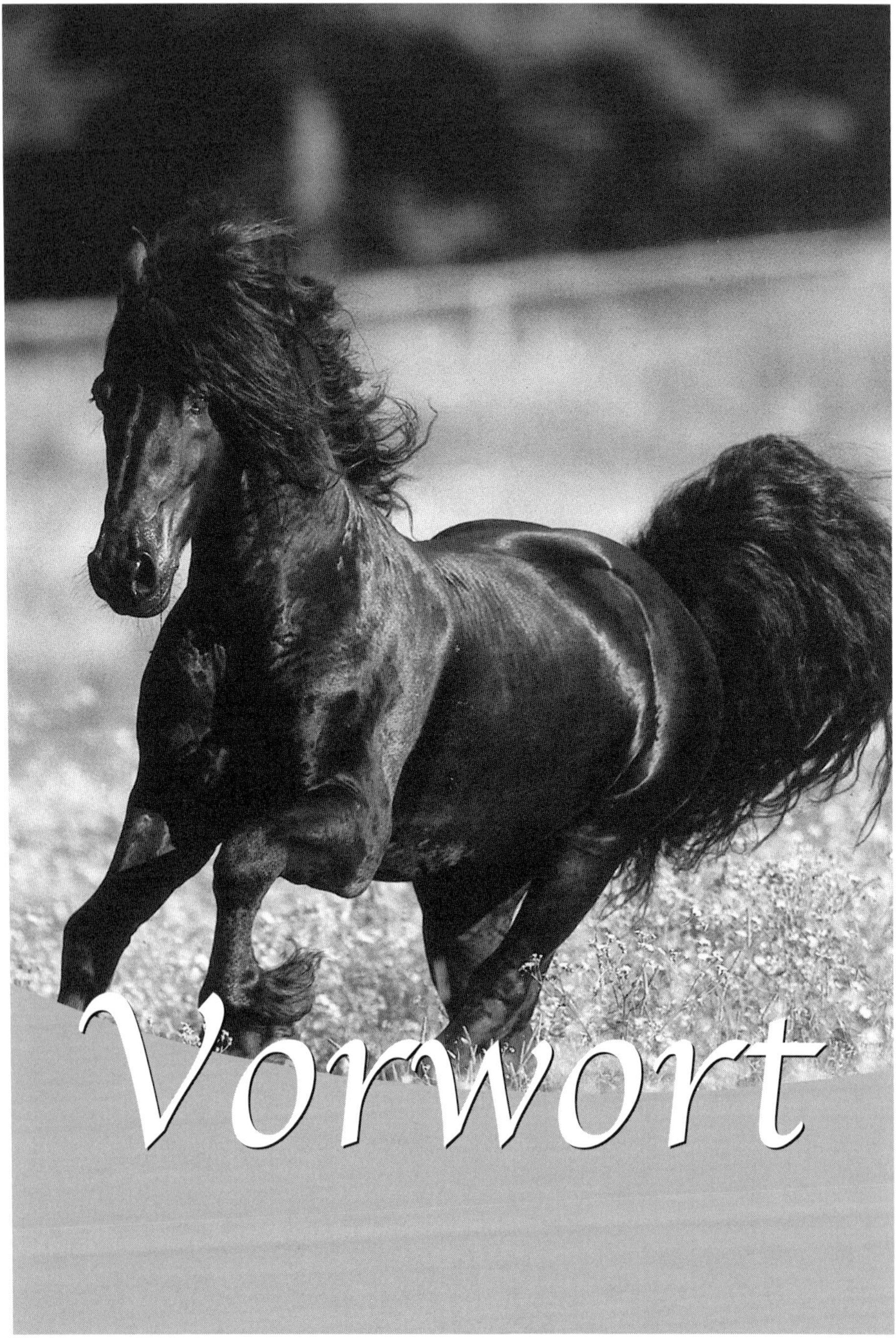

Vorwort

Immer wieder ...

... sind in den letzten Jahren Menschen, die mit der Stutenmilch bei verschiedenen Erkrankungen Heilerfolge erzielen konnten, an die beiden Autoren mit dem Anliegen herangetreten, ein umfangreiches und verständliches Fachbuch über die Stutenmilch zu schreiben. Durch eingehendes Studium älterer und neuerer wissenschaftlicher Dissertationen und Fachbücher, durch den Zugang zum Erfahrungsreichtum der Familie Manteuffel (Gestüt Zoege von Manteuffel, Lüneburger Heide) und eigene Erfahrungen von Dr. Werner Seidl und Thomas Derler-Töchterle mit den unterschiedlichsten Patienten war es schließlich möglich, das vorliegende Buch zu verfassen. Die Auswertung jahrelang gesammelter Erfahrungsberichte und Dankesbriefe sowie die Darstellung zahlreicher Fallbeispiele runden die Arbeit ab und geben dem Leser ein umfassendes Bild, wie komplex der Wirkungsbereich der Stutenmilch ist.

An dieser Stelle möchten wir allen, die an der Entstehung diese Buches beteiligt waren und uns ihre Erfahrungen zur Verfügung gestellt haben, unseren Dank aussprechen. Allen Patienten, denen wir mit der Stutenmilch helfen konnten und allen, die sich zukünftig von der heilenden Wirkung überzeugen lassen wollen, wünschen wir gute Gesundheit und ein vitales, erfülltes Leben.

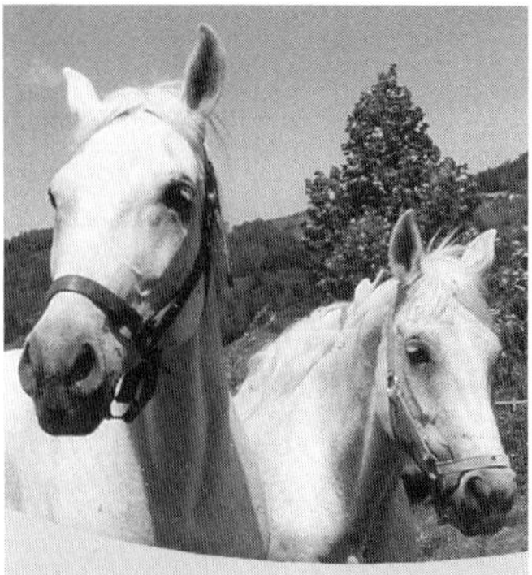

1.

Stutenmilch – Das weiße Gold

Gesundheit bis ins hohe Alter – dieser Wunsch ist so alt wie die Menschheit selbst. Entsteht im Zusammenspiel Körper-Geist-Seele jedoch eine Störung, kommt es zu zahlreichen Krankheiten. Einige davon, Krankheiten, die man früher nicht kannte, sind Folgen des heutigen Wohlstandes. Hektik, Stress und die Sorgen des täglichen Lebens sind ihre Auslöser. In früheren Zeiten, als man noch weitgehend im Einklang mit der Natur lebte, beachtete man Naturgesetze, Mondphasen, Aussaat- und Erntetage und war überzeugt davon, dass gegen jede Krankheit ein Kraut gewachsen sei. Gesunder Hausverstand, altbewährte Hausmittel, viel Erfahrung und das Leben mit und in der Natur waren die Garantie für ein gesundes Leben und Überleben.

Auch die Stutenmilch ist ein seit vielen Jahrhunderten verwendetes Heilmittel, dem eine geheimnisvolle und mystische Wirkung zugeschrieben wurde. Man glaubte, dass durch das Trinken der Milch die Kraft, die Vitalität, die Gesundheit und der Mut der Pferde auf den Menschen übertragen wurden.

Heute versuchen Schulmedizin und Pharmakologie jede Wirkung einem bestimmten Wirkstoff zuzuordnen, doch in alter Zeit hatte man nicht die Möglichkeiten, diese Zusammenhänge genau zu analysieren – trotzdem hat man auch früher Heilerfolge erzielt. Doch die Wirkung der Stutenmilch ist nicht auf einen oder zwei Wirkstoffe zurückzuführen. Erst das Zusammenspiel aller essentiellen hochwirksamen Inhaltsstoffe ergibt die heilende Wirkung. Ein Teil kann niemals das Ganze sein.

Hochwirksame Inhaltsstoffe!

Die Wahrheit liegt in der Symbiose von altem Heilwissen und moderner Wissenschaft. Alles Lebende hat Schwingungen, die je nach Alter und Gesundheitszustand unterschiedlich stark sind. Heute ist man in der Lage, diese Energien oder Schwingungen biophysikalisch zu messen und damit zu zeigen, dass auch dem „unwissenschaftlichen" Glauben unserer Vorväter heute weitgehend nachweisbare Wirkzusammenhänge zugrunde lagen.

Weltweit werden alte Erfahrungen und Methoden wiederentdeckt, wissenschaftlich untersucht und in moderne Ernährungspläne und Heilbehandlungen eingebaut. Naturheilnahrung und Naturheilmethoden kommen wieder in Mode. Die alten, zum Teil bis in die Antike zurückreichenden Erfahrungen gewinnen wieder an Bedeutung. Auch die Stutenmilch ist (neben der Muttermilch) ein altbekanntes „Urnahrungsmittel". Ihre Wirkung ist auf das Zusammenspiel aller ihrer essentiellen hochwirksamen Inhaltsstoffe und ihrer energetischen Schwingungen zurückzuführen.

Altbekanntes „Urnahrungsmittel"

Eine stillende Mutter gibt ihrem Säugling nicht nur die benötigte Muttermilch, sondern auch einen Teil von sich selbst. Das Kind spürt durch den Körperkontakt die Lebenskraft, die Gefühle und die Stimmungen der Mutter. Im Stillen des Säuglings spielen diese körperliche Nähe und die Kraft der Muttermilch zusammen. Ein bisschen mehr Wärme und Gefühl schaden auch uns nicht!

Auch die Stutenmilch ist voll positiver Schwingungen. Wenn wir mit Pferden arbeiten und ihre kraftvollen Bewegungen und ihre Statur betrachten empfinden wir Attribute wie Schönheit, Eleganz, Gesundheit, Harmonie, Vitalität und Lebensfreude. Diese Kräfte übertragen sich durch das Trinken der Stutenmilch auf uns.

Seit etwa 3000 Jahren ist das „weiße Gold" als Heilmittel bekannt. Auf den folgenden Seiten stellen wir die geschichtlich belegten Erfahrungen mit der Stutenmilch dar, ergänzen diese alten Weisheiten um moderne wissenschaftliche Erkenntnisse und erläutern die praktischen Anwendungsmöglichkeiten dieses faszinierenden Getränkes.

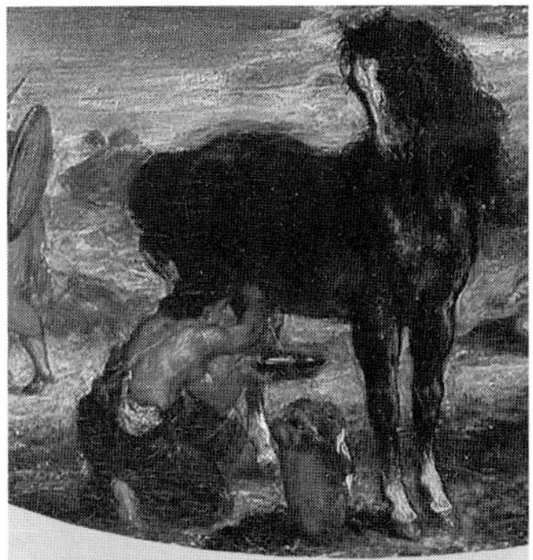

2.

Die Geschichte der Stutenmilch

von der Antike bis in die Gegenwart

Den ältesten historischen Bericht über die Stutenmilchgewinnung für die menschliche Ernährung finden wir bei **Homer** (8. Jhdt. v. Chr.) in der „Ilias". Die damaligen Pferdemelker wurden als Hypomologen bezeichnet.

Hesiod (um 700 v. Chr.) berichtete in seinem Lehrgedicht „Werke und Tag" über das älteste Reitervolk, die **Skythen** (8.–3. Jhdt. v. Chr.) aus dem südrussischen Steppengebiet, die Stuten molken, um deren Milch zu trinken.

Auch **Herodot** (484–452 v. Chr.) berichtete über die Verwendung der Stutenmilch nach einem geheimen Rezept (vgl. Bühlbäcker, 1996). Die Skythen haben die Stutenmilch vermutlich im russischen Raum und vorderen Orient verbreitet, möglicherweise erreichte das Wundermittel auf diese Weise auch die ägyptische Königin Kleopatra, deren Stutenmilchbäder berühmt sind.

In den ältesten erhaltenen mongolischen Aufzeichnungen wird von **Dschingis-Khan** (ca. 1160–1227) und den geheimen mongolischen Geschichten berichtet (um 1240 n. Chr. von Ogodais, dem Sohn des Dschingis-Khan). Bei Kriegszügen führten die Mongolen ganze Stutenherden mit, deren Milch ihre einzige Marschverpflegung darstellte.

Auch der Venezianer **Marco Polo** (1254–1323), der lange Zeit am Hofe Kubilai-Khans, einem Enkel des Dschingis-Khan, verbrachte, erwähnte die Stutenmilch in seinen Reiseberichten. Er schreibt über den Geschmack, die Zubereitung und Verwendung von Stutenmilch und dass Milch von weißen Stuten ausschließlich den Nachkommen des Dschingis-Khan vorbehalten war (vgl. Bühlbäcker, 1996).

Vergorene Form der Stutenmilch

Aus Aufzeichnungen aus Russland geht hervor, dass aus Stutenmilch auch ein alkoholisches Getränk hergestellt wurde, heute noch bekannt als **„Kumyss"**, die vergorene Form der Stutenmilch. Dieses milchsaure Getränk war beliebt bei den Nomaden. Beim Umherziehen und Aufsuchen von neuen Weideplätzen konnten sie weder säen noch ernten. Daher waren sie vorwiegend auf tierische Ernährung, Milch und Milchprodukte angewiesen. Stutenmilch und Kumyss dienten als Ersatz für Obst und Gemüse. Dieses wertvolle Getränk war aus der Ernährung und Volksmedizin nicht wegzudenken.

Pferde waren nicht nur als Zugtiere und Fortbewegungsmittel im Krieg und bei Treibjagden unentbehrlich, sondern dienten in den letzten 3000 Jahren vielen Völkern auch als Existenz- und Ernährungsgrundlage. Stutenmilch und Kumyss wurden von Männern, Frauen, Kinder, Alten, Gesunden und Kranken getrunken.

Der russische Dichter **Puschkin** (1799–1837) widmete dem Kumyss sogar ein Gedicht, „Der kaukasische Gefangene". In anderen russischen Darstellungen wird dieses Getränk als „Vinum Laktis" bzw. Milchwein bezeichnet. Zu finden ist diese Beschreibung in altrussischen Jahrbüchern der Ipatjevsk-Chronik. Der leicht alkoholische Saft war ein Nationalgetränk. Kumyss war der Garant für ein gesundes, langes und vor allem fröhliches Leben. Doch die Stutenmilch war nicht nur das Grundnahrungsmittel für die Armen, Nomaden und Reitervölker, sondern auch für die reichen Aristokraten. So gab es ein eigenes Gestüt mit weißen Achal-Tekkinern, das den Zarenhof mit frischer und vergorener Stutenmilch belieferte.

Grundnahrungsmittel für die Armen, Nomaden und Reitervölker

Zaristische Gesandte wie **A. I. Levshin** („Beschreibung der kirgisischen Horden und Steppen") berichteten im Ausland über den überaus günstigen Einfluss von Stutenmilch auf den menschlichen Organismus und verbreiteten so das Wissen um die Anwendung und Wirkung bis nach Europa. Ende des 18. Jahrhunderts verbreitete sich die gute Botschaft vom Getränk der **Tataren** (Mongolen-Volk, seit dem 12. Jhdt. Verbreitung von der Ostmongolei bis nach Europa), das ihre Krieger stark mache. Die Tataren waren weithin für ihre blühende Gesundheit bekannt und erreichten für die damalige Zeit ein hohes Lebensalter.

Anfang des 19. Jahrhunderts begannen Naturwissenschaftler und Ärzte dem Geheimnis der Wirkung von Stutenmilch und Kumyss

Das Volksheilmittel aus Russland blieb nicht unbemerkt.

auf den Grund zu gehen. Das Volksheilmittel aus Russland blieb also nicht unbemerkt, und bis Ende des Ersten Weltkrieges erreichte die Nachfrage von Stutenmilch und Kumyss auch in Europa einen Höhepunkt.

Unter dem Einfluss russischer literarischer Veröffentlichungen, wie jener des russischen Stabsarztes **Jarmir** (1841), wurde auch der Westen aufmerksam, und man begann, das mystische Getränk genauer zu untersuchen. Die Analysen von Stutenmilch ergaben bereits zu jener Zeit verblüffende Ergebnisse, obwohl man mit den damaligen Möglichkeiten nur wenige der heute bekannten Inhaltsstoffe nachweisen konnte. Doch man verfügte über große Erfahrungen auf dem Gebiet der erfolgreichen Anwendung und Therapie von Lungenerkrankungen und chronischen Erkrankungen der Verdauungsorgane. Die heilenden Eigenschaften wurden in Kurzform beschrieben mit: nutrit, roborat, alterat – heute würde man sagen: ernährt, reguliert und regeneriert.

Ernährt, reguliert und regeneriert!

Bedeutende russische Ärzte organisierten und bauten viele neue Kumyss-Heilstätten nicht nur in den Steppengebieten, sondern in ganz Russland. Im Jahr 1913 waren es bereits **68 Heilanstalten**, etwa in Zentralrussland, Zentralasien, in der Baskirischen, Kasachisischen und Kirgisischen SSR oder der Mongolischen und Jakutischen ASSR. In den Gouvernements Ufa, Orenburg und Samara (heute Kuibytshev) wurden jährlich an die zehntausend Tuberkulose-Kranke mit Kumyss geheilt. Auch erste medizinische Kontrollen und Hygienevorschriften wurden erlassen. Viele Ärzte erkannten, dass die alten Naturheilmethoden bei gewissen Krankheiten mehr Erfolg zeigten, als angenommen. Man begann die Inhaltsstoffe der Stutenmilch noch intensiver zu analysieren und deren Wirkung zu erforschen. Beim heutigen technischen Stand unserer modernen Analytik können nahezu alle Inhaltsstoffe genau festgestellt werden. Durch diese Totalanalyse lassen sich viele bis jetzt offene Fragen wissenschaftlich erklären.

1932 und 1938 erschienen zahlreiche russische Literaturdokumentationen über zwei Konferenzen der Kumyss-Anwendung, die in Moskau stattfanden. 1960 erschien in Moskau eine umfassende medizinische Enzyklopädie mit einer genauen Formulierung der Indikation der Stutenmilch- und Kumyss-Therapien (vgl. Bühlbäcker, 1996).

Die immer **ausgedehntere Anwendung** machte es notwendig, die ständig wachsende Stutenmilchproduktion noch mehr zu steigern. Die letzten Jahrzehnte des zweiten Jahrtausends brachten immer neue Erkenntnisse, so dass in Russland in staatlichen Genossenschaften etwa 255.000 Milchstuten gemolken wurden. In Westeuropa hat die Stutenmilchproduktion sehr spät und auch nur vereinzelt Einzug gehalten, in Deutschland nach 1917, in Österreich erst wieder in den 1980er Jahren. In Niederösterreich wurde jedoch bereits Mitte des 18. Jahrhunderts ein Stutenmilchsanatorium in Trautmannsdorf am Leithagebirge errichtet, das aber leider nach wenigen Jahrzehnten wieder geschlossen wurde.

Ständig wachsende Stutenmilchproduktion!

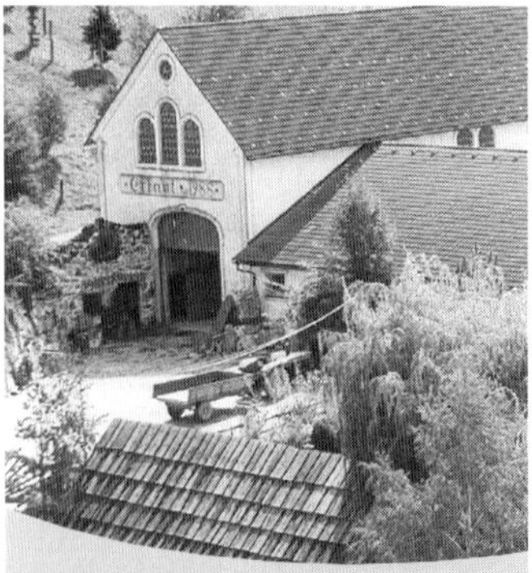

3.

Die Entstehung des ersten österreichischen Stutenmilch-Gestütes im 20. Jahrhundert

Seit 1980 wird in Österreich in der grünen Steiermark ein Stutenmilchgestüt betrieben, das über 70 Pferde beherbergt. Franz Derler, der den Erbhof seiner Eltern in Oberfeistritz übernommen hatte, war während einer Russlandreise durch Zufall auf die Stutenmilch und ihre heilende Wirkung gestoßen. Er fuhr nach Hause mit dem festen Entschluss, die ortsübliche landwirtschaftliche Nutzung mit Rinder- und Schweinehaltung aufzugeben. Zu diesem Zeitpunkt besaß er drei Stuten und begann unverzüglich mit der Umsetzung seiner Idee.

Alte naturmedizinische Fachbücher, die von der heilenden Wirkung der Stutenmilch berichteten, bestärkten seinen Entschluss. Die ersten Erkrankten, die die Stutenmilch zu trinken begannen, waren höchst verwundert, wie schnell die heilende Wirkung einsetzte. Auch seine Frau, die zu dieser Zeit schwer krank war, wurde durch die Stutenmilch geheilt. Der Stein begann zu rollen, und die Nachfrage der Stutenmilch stieg. Die Stallungen waren bald zu klein, und somit stand der Entschluss für den Bauern fest, das „Erste österreichische Stutenmilchgestüt" zu errichten, um genügend Platz für die Pferde in den Boxen und den täglichen Auslauf auf den Koppeln zu schaffen.

Die Nachfrage der Stutenmilch stieg!

Der Bauer war laufend bemüht herauszufinden, wie und wo man auch in Deutschland Erfahrungen sammeln konnte. Schließlich machte er ein Gestüt ausfindig, das bereits im 18. Jahrhundert der Stutenmilchlieferant für den damaligen Zarenhof in Russland war. Der Sohn des Bauern, Thomas Derler-Töchterle, praktizierte auf diesem Gestüt und konnte viel Fachwissen sammeln. Nach diesem Praktikum wurde auf dem heimischen Gestüt die gesamte Stutenmilchproduktion umgebaut und optimiert. Die Grundvoraussetzung dafür war bereits damals optimal erfüllt, nämlich der biologische Landbau. Das bedeutet eine Düngung aller Äcker, Wiesen und Weidekoppeln mit Kompost und die Vermeidung von Herbiziden, Fungiziden, Pestiziden, Wachstumsförderern oder anderen Chemikalien sowohl in der Bewirtschaftung der Grünflächen als auch in der Fütterung der Pferde.

Umbau und Optimierung der gesamten Stutenmilchproduktion

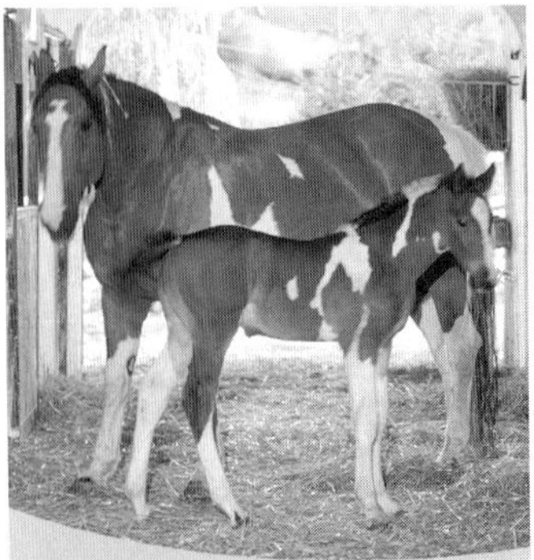

4.

Haltung und Fütterung der Stuten und Fohlen

Zu einer natürlichen, artgerechten Haltung der Pferde gehört ein Freilaufstall und große Boxen. Eine Pferdefamilie mit Stuten, Fohlen und Deckhengst hält sich auf der Koppel auf. So sind junge und alte Tiere **harmonisch auf der Weide beieinander**, und die natürliche Rangordnung ist gewährleistet. So entsteht für die Pferde ein völlig natürlicher Tagesablauf. Den Sommer über ernähren sich die Pferde vom Gras der Weide und von Getreide, im Winter besteht die Stallfütterung aus Heu und Getreide. Der tägliche Auslauf im Sommer (Weidegang) und auch im Winter sorgt für genügend Bewegung.

Tradition ist nicht Asche von gestern, sondern Feuer von morgen!

Die alte, traditionelle landwirtschaftliche Nutzung, der BIO-Landbau, gewinnt glücklicherweise wieder immer mehr an Bedeutung. Er garantiert die Bewahrung der wichtigen Spurenelemente in den Böden, die sich in den darauf wachsenden Futtermitteln für die Pferde und schlussendlich in der Stutenmilch wiederfinden.

Düngung mit Kompost

Ein **Geheimnis der Wirkung** von Stutenmilch liegt somit in der **Fütterung der Pferde** bzw. in der **Düngung** der Äcker, Wiesen und Koppeln **mit Kompost**. Damit kehren die Nährstoffe, die dem Boden entnommen wurden und dem Graswachstum dienten wieder auf die gleichen Äcker, Wiesen und Weiden in einer hochwertigen Form zurück. Der Kompost stammt aus dem täglich anfallenden Pferdemist, der durch gewissenhafte Kompostbearbeitung nach ca. 6 Monaten ein wertvoller, pflanzenaufnehmbarer Dünger geworden ist.

Nicht nur die Fohlen, auch die Menschen profitieren von diesem sorgsam gepflegten Nährstoffkreislauf. Nur wenige Menschen sind sich bewusst, dass das **Tageslicht, sauberes Wasser** und **saubere Luft** Lebenselixiere sind. Diese drei Faktoren tragen sehr zu unserem Wohlbefinden und unserer Lebensqualität bei. Sie beeinflussen unsere gesamte Nahrungsproduktion, in weiterer Folge unsere Ernährung und somit unsere Gesundheit.

Im Gegensatz dazu hat die Massentierhaltung in Käfigen mit künstlichem Licht und genmanipuliertem Fertigfutter fatale Auswirkungen auf die Gesundheit von Mensch und Tier.

Für die Stutenmilchproduktion ist praktisch jede Pferderasse geeignet, jedoch hat nicht jede Rasse die gleiche Milchleistung. Jede Stute mit Fohlen hat im Normalfall ausreichend Milch für das eigene Fohlen. Nachdem das Euter (Milchdrüse) mehr leisten kann, als nur das eigene Fohlen ausreichend mit Milch zu versorgen, kann mit ruhigem Gewissen der Stute ein gewisser Teil der Milch für den menschlichen Genuss entnommen werden.

Sorgen um das Wohl des Fohlens sind daher gänzlich unbegründet, weil:

1. die Stute ausreichend Milch produziert,

2. das Fohlen auch anderes Futter (Heu, Gras und Getreide) neben der Milch verzehrt,

3. die Stuten zum ersten Mal gemolken werden, wenn die Fohlen bereits acht Wochen alt sind, denn mit diesem Alter sind sie nicht mehr ausschließlich auf die Muttermilch angewiesen. Aber auch danach bleibt der Großteil der Milch den Fohlen vorbehalten.

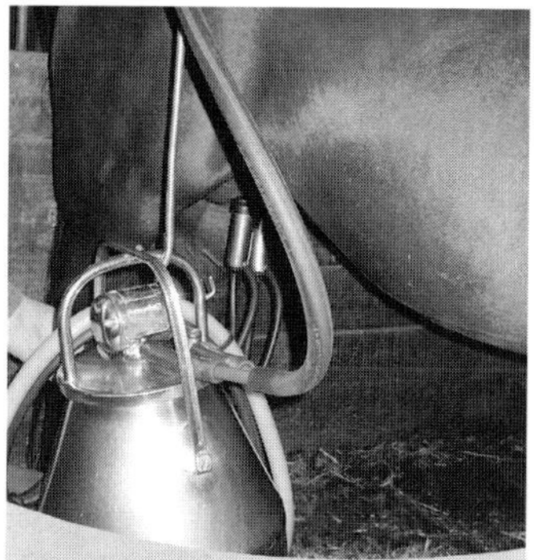

5.

Melken der Stuten

im Altertum und in der Gegenwart

Die Reitervölker und Nomaden molken von den mitgetriebenen Stuten jeweils nur soviel Milch, wie sofort getrunken wurde. Es gab kaum eine Möglichkeit die Milch zwischen zu lagern, daher trank man die Stutenmilch meist frisch. Bei längeren Tagesritten füllte man einen Teil der Milch in gegerbte Lederschläuche, die über die Schulter des Pferdes gelegt wurden. Durch die **Körperwärme des Pferdes** entstand so ein gleich bleibender Gärungsprozess und die ständige Bewegung des Pferdes schüttelte den Inhalt des Lederschlauches, so dass ein Endlosprodukt entstand: oben wurde frische Milch nachgefüllt, und am Ende des Schlauches wurde die vergorene Milch entnommen und der Lederschlauch wieder zugebunden.

Früher wurden die Stuten mit der Hand gemolken, was eine sehr schwierige Prozedur war. Erst vor einigen Jahrzehnten wurde eine eigens angefertigte Melkmaschine für Pferde entwickelt. Der „Pulsator", der Trinksimulator der Melkmaschine, ist dem Saugtakt des Fohlens nachempfunden, die Stute spürt dabei kaum einen Unterschied zwischen dem Fohlen und der Maschine. Sie wird freistehend und bei ruhiger Umgebung in der Box gemolken.

Harmonisches, vertrautes Verhältnis zwischen der Stute, dem Fohlen und dem Melker

Damit ein Pferd allerdings überhaupt Milch gibt, ist der tägliche Kontakt zum eigenen Fohlen unerlässlich. Dabei ist ein harmonisches, vertrautes Verhältnis zwischen der Stute, dem Fohlen und dem Melker sehr wichtig. Kann kein solches aufgebaut werden, ist es unmöglich, der Stute Milch abzugewinnen. Pferde sind keine Haustiere, die man zu Höchstleistungen zwingen kann. Stuten sind sehr sensibel und reagieren auf Hektik und Stress höchst empfindlich.

Die Dauer der Melkperiode beträgt 6 Monate nach der Geburt des Fohlens. In den ersten Monaten nach der Geburt kann die Stute wieder trächtig werden. Die Trächtigkeitsdauer beträgt 11 Monate, daher ist die Stute in der Lage das Fohlen ca. 6–8 Monate mit Muttermilch zu versorgen. Erst dann versiegt allmählich die Milch, und die Stute konzentriert sich wieder auf das nächste im Bauch heranwachsende Fohlen.

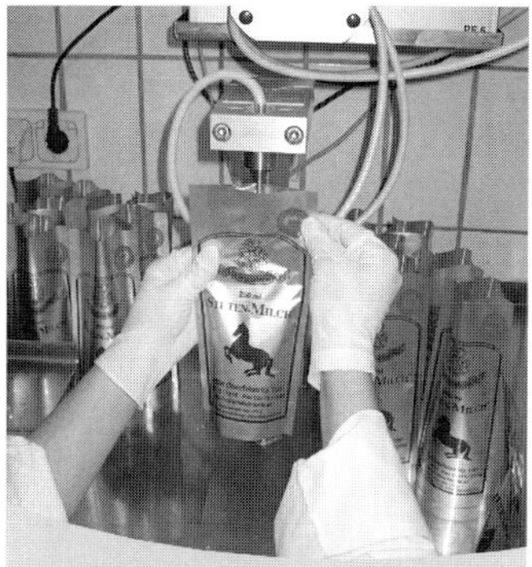

6.

Haltbarmachung, Konservierung und Verkaufsformen

6.1. Frischmilch

Sofort nach dem Melken kann die Stutenmilch ohne Zwischenlagerung getrunken werden, dies ist die einfachste, beste und billigste Variante. Den höchsten Wirkungsgrad hat die Milch, wenn sie **frisch, naturbelassen** und **unbehandelt** ist. Die Mindestdauer einer Trink-Kur sowohl von frischer als auch von schockgefrorener oder pulverisierter Stutenmilch beträgt vier bis sechs Wochen. Bei akuten oder chronischen Krankheiten erstreckt sich eine therapeutische Anwendung oft über mehrere Monate.

6.2. Schockgefrieren

Die Stutenmilch wird sofort nach dem Melken in Viertel-Liter-Gebinden abgefüllt und schockgefroren. Die Dauerfrosttemperatur beträgt -20° C. Dadurch ist eine 6-monatige Lagerung ohne Nährstoffverlust möglich. So ist man auch in der Lage, einen kleinen Vorrat für einige Wochen, ja sogar Monate bereitzulegen, um Stutenmilch auch in einer Zeit zu trinken, in der keine Frischmilch verfügbar ist. Damit die tiefgefrorene Milch wieder trinkfertig wird, taut man die gefrorene Stutenmilch im handwarmen Wasserbad (max. 38° C) auf, oder lässt sie im Kühlschrank über Nacht langsam auftauen. Wenn die Stutenmilch täglich mit der gleichen Methode und der gleichen Temperatur aufgetaut wird, hat sie im aufgetauten Zustand den gleichen Geschmack wie Frischmilch. Wird die Stutenmilch auf verschiedene Weise aufgetaut, verändert sich ihr Aroma. Bei der Schockgefriermethode muss unbedingt darauf geachtet werden, dass die Gefrierkette vom Transport bis zur Lagerung im eigenen Haushalt nicht unterbrochen wird. Ordnungsgemäß schockgefrorene und gefriergelagerte (-18 bis -20° C) Stutenmilch hat bis zu einem Jahr den gleichen Wirkungsgrad wie frische Milch.

Bis zu einem Jahr gleicher Wirkungsgrad wie frische Milch!

6.3. Trockenmilchpulver

Getrocknete und zu Pulver verarbeitete Stutenmilch trägt auch den Bedürfnissen des modernen Konsumverhaltens Rechnung. In pulverisierter Form lässt sich die Milch jederzeit trinkfertig zubereiten. Dem Pulver wird warmes Wasser beigegeben, umgerührt, und die Stutenmilch ist sofort trinkfertig. Besonders beliebt ist diese komfortable Form zu genießen in Single-Haushalten, da oft keine größere Gefrierlagerungsmöglichkeit besteht. Ob im Urlaub, bei der Arbeit oder auf Reisen – Stutenmilch ist so jederzeit verfügbar.

Achten Sie beim Kauf besonders auf das Trocknungsverfahren, mit dem das Pulver hergestellt wurde. Die drei zur Verfügung stehenden Verfahren ergeben gravierend große Qualitätsunterschiede:

a.) Evaporations-Vacuumtrocknungsverfahren

Dieses neue Trocknungsverfahren trocknet die Stutenmilch fast ohne Inhaltsstoffverlust (max. 3–5% Verlust). Unter Vacuum und bei einer Trocknungstemperatur von +34° C bleiben 95–97% der Inhaltsstoffe erhalten. Durch diese Evaporationstrocknung ist endlich eine inhaltschonende Variante gefunden worden, die die wertvollen Inhaltsstoffe erhält, und die auch noch nach Jahren durch den Zusatz von Wasser wieder voll aktiviert werden können. Es ist zwar das teuerste, aber auch das beste Trocknungsverfahren, das die höchstmögliche Qualität garantiert. Es gibt vacuumgetrocknetes Stutenmilchpulver in Verpackungseinheiten von 14 Portionen.

Das teuerste, aber auch das beste Trocknungsverfahren!

b.) Gefriertrocknung

Bei der Gefriertrocknung ist die Erhaltung der hochwertigen Inhaltsstoffe teilweise gewährleistet, doch bei diesem Verfahren ist die Qualität eingeschränkt. Durch die hohen Temperaturen kommt es zu enzymatischen Reaktionen. Das gefriergetrocknete Pulver ist nur ca. 3 Monate haltbar.

c.) Sprühtrocknung

Diese ist die billigste Trocknungsmethode, sie ergibt jedoch die minderwertigste Qualität von Stutenmilchpulver. Bei einer Temperatur von 80° C wird die Milch auf 40% eingedickt, danach auf Plattenerhitzern mit 75° C pasteurisiert und schließlich in einem sogenannten Sprühturm mit 165–175° C getrocknet. Von diesem Pulver ist dringend abzuraten, da bei der Sprühtrocknung bis zu

95% der Inhaltstoffe zerstört werden: etwa 90% des Vitamin C gehen verloren, alle wichtigen Eiweiße, Enzyme, Vitamine und das Molkenprotein (Albumin und Globulin) werden ebenfalls stark geschädigt und denaturiert. Daher ist dieses Pulver als wertlos anzusehen.

6.4. Stutenmilchkapseln

Stutenmilchkapseln werden als Nahrungsergänzung durch die oben genannte neue Evaporationstrocknung hergestellt. Damit sind die Kapseln qualitativ der Frischmilch und dem Pulver aus Evaporation gleichzusetzen. Jedoch müssen sie auf Grund der geringen Menge pro Kapsel über eine längere Zeit eingenommen werden, um die gleiche Wirkung wie mit Frischmilch zu erzielen.

6.5. Kumyss

Traditionsgetränk der Reitervölker

Kumyss war, wie bereits erwähnt, über viele Jahrhunderte hinweg das Traditionsgetränk der Reitervölker. Das Rezept wurde gehütet wie ein Augapfel und nur an Familienmitglieder weitergegeben. Man ging sogar soweit, Sklaven zu blenden, damit sie das Stammesrezept auf keinen Fall verraten konnten.

Kumyss wird aus frischer Stutenmilch durch eine spezielle **kombinierte alkoholische und milchsaure Gärung** hergestellt. Die sich während des Gärungsvorganges bildenden flüchtigen Säuren (Essigsäure und Propionsäure) und ätherischen Verbindungen verleihen dem Getränk das besondere Aroma und den spezifischen Geschmack. Während der Zubereitung des Kumyss verringern sich infolge der Gärung die Dichte, die Trockenmasse und der Milchzucker, aus dem sich Milchsäure, Alkohol und Kohlensäure bilden.

Asche-, Fett-, und Rohprotein-Gehalt bleiben unverändert. Kumyss kann bis zu 6 Wochen im Kühlschrank aufbewahrt werden. Der Geschmack ist anfangs etwas säuerlich und angenehm aromatisch. Je länger Kumyss lagert, umso intensiver und herber wird der Geschmack.

Laktobazillen und milchsäurevergärende Hefen

Die Grundlage für die Herstellung des Kumyss bilden Laktobazillen und milchsäurevergärende Hefen, die den Gärungsprozess in Gang bringen. Dazu braucht man einen Ansatz, einen alten Kumyss als Gärstoff. Früher war die Zubereitung eine regelrechte Zeremonie, und die Gärung musste mit viel Fingerspitzengefühl ohne technische Hilfsmittel durchgeführt werden. Die Temperatur der Milch beim Ansetzen, die Einwirkzeit des Schlagens der Milch, die Wartezeiten, das Umrühren, alles musste genau beachtet werden, um ein bekömmliches und köstliches Getränk zu erhalten. Teilweise wird Kumyss noch immer auf die traditionelle Weise hergestellt, zumeist aber schon in moderner Produktionstechnik.

Man unterscheidet drei Ausbaustufen beim Kumyss: schwachen, mittleren und starken Kumyss.

	Säuregrad in SH°	Alkoholgehalt in %
schwacher Kumyss	24–40	0,7–1
mittelstarker Kumyss	32–48	1–1,75
starker Kumyss	40–56	1,75–2,5

Mittelstarker Kumyss für therapeutische Zwecke

Ein niedriger Alkoholgehalt und zugleich hoher Säuregrad zeugen von einer fehlerhaften Herstellungstechnik. Für therapeutische Zwecke verwendet man fast ausschließlich den mittelstarken Kumyss. Der Geschmack reicht von leicht sauer bis sehr sauer prickelnd bzw. mit weniger oder mehr Kohlensäure und Schaum, der mittlere Alkoholgehalt sollte bei 1–1,75 Volumenprozent Alkohol liegen.

In alter Zeit wurde der Bodensatz des Kumyss getrocknet und in Tongefäßen für den Ansatz für das nächste Frühjahr aufbewahrt. Heute wird der Ansatz mit Laktobazillus-Bakterienkulturen und milchsäurevergärenden Hefen hergestellt. Die Reifezeit kann im Labor genau festgelegt und kontrolliert werden. Damit wird ein gleich bleibender Geschmack und eine gleich bleibende Qualität garantiert.

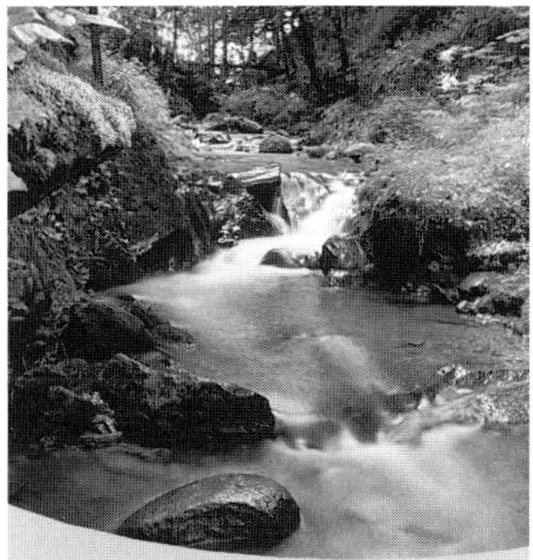

7. Qualitätsmerkmale und Qualitätsunterschiede

Stutenmilch kann prinzipiell von allen Pferderassen auf der ganzen Welt gewonnen werden, aber es gibt einige **wesentliche Unterschiede** in der Qualität, die vor allem geografischer Art sind:

1. Typische geografische **Besonderheiten im Klima.**
2. Besonderheiten in der **lokalen Beschaffenheit des Bodens.** Etwa wird Kalk und Urgestein durch die Frostgare freigegeben und gelangt dadurch in Wasserquellen, Bäche und Flüsse. Diese sind damit die ständigen Lieferanten von Mineralstoffen und Spurenelementen für den Boden. In weiterer Folge findet man diese Mineralstoffe und Spurenelemente in den Pflanzen, im Obst und Gemüse, im Futter der Tiere, damit in deren Fleisch und auch in der Milch.

3. Die **Düngung der Äcker, Wiesen, Felder und Weideflächen mit Kompost**, der den natürlichen Nährstoffkreislauf garantiert oder im Gegensatz dazu mit „Kunstdüngern" und chemikalischen Produkten.
4. Die **unterschiedliche Ernährungsgrundlage der Pferde**. Es wirkt sich auf die Qualität der Milch aus, ob die Stuten karges verdorrtes Steppengras fressen müssen oder sie auf saftigen grünen Wiesen weiden können, in einer Tallage oder neben einem Fluss oder ob ihnen duftendes Bergheu gefüttert wird.
5. Eine **harmonische, stressfreie Haltung** der Stuten, Hengste und Fohlen.

Neben der Haltung und dem biologischem Landbau wirken sich auch viele andere Faktoren auf die Qualität der Milch aus:

- Sauberkeit und Hygiene beim Melken,
- rasche Verarbeitung und Konservierung der Milch,
- Hygiene in der Melkkammer und im Gefrierraum,
- regelmäßige Gesundheitspass-Kontrollen des Melkpersonals,
- turnusmäßige Gesundheitsuntersuchung aller Pferde,
- monatliche Überprüfung der Stutenmilch auf Keime, Zellzahl und Schadstoffe,
- ständige Kontrollproben und Prüfungszeugnisse.

Der beste Garant für Qualität ist nach wie vor die Wirkung und der Geschmack!

Nur beste, den Vorschriften entsprechende Vorzugs-Stutenmilch garantiert deren Heilwirkung. Nur diese ist tiefgefroren ein Jahr haltbar und ohne jegliche Einbuße von Wirkstoffen verwendbar. Ein guter Betrieb verfügt über diese Qualitätsmerkmale. Leider gibt es auch Anbieter, die diese Qualitätskriterien nicht erfüllen oder sogar verwässerte Stutenmilch anbieten. Deshalb ist es ratsam, auf die **Herkunft** der Milch zu achten und wenn möglich mit dem **Hersteller Kontakt aufzunehmen** und Rücksprache zu halten.

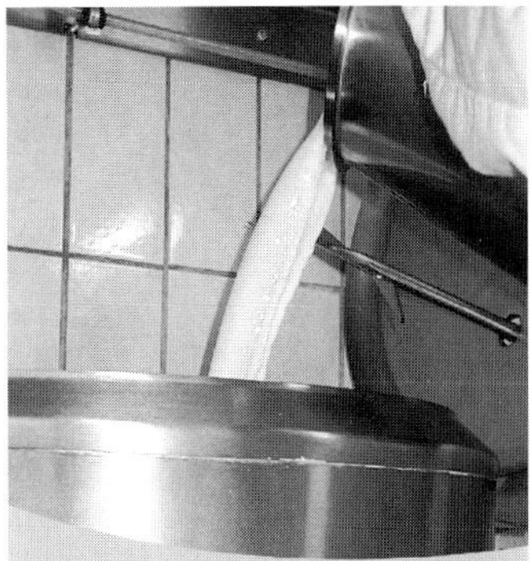

8.

Analyse der Inhaltsstoffe

8.1. Überblick der Inhaltsstoffe und Vergleich mit anderer Milch

Stutenmilch ist eine Albumin-Globulin-Milch, gleich der Muttermilch, und wird von nahezu jedem gut vertragen. Im Gegensatz zur Kuhmilch sind bislang keine allergischen Reaktionen bei Menschen beobachtet worden. Es kann zwar während einer Stutenmilch-Trink-Kur zu sogenannten Erstverschlimmerungen der Symptome kommen, doch sind diese normal und verschwinden nach kurzer Zeit wieder. Darauf wird in Kapitel 9. noch näher eingegangen.

Stutenmilch für jeden – vom Säugling bis zum 100-jährigen Menschen!

Entscheidend ist, dass die Stutenmilch von jedem, vom Säugling bis zum 100-jährigen Menschen, getrunken werden kann. Heute sind viele Menschen mit einer (Kuh)-Milch-Allergie belastet. Diese kann sich unterschiedlich auswirken als einfacher Milchschorf bis hin zu ernsten Hautkrankheiten wie Neurodermitis oder Psoriasis, die zu einem großen Teil auf eine Eiweißunverträglichkeit der Kuhmilch zurückzuführen sind.

In unserer hochzivilisierten Welt, in der wir mit zahlreichen Krankheiten, bedingt durch Stress und Hektik, zu kämpfen haben, ist es von unschätzbarem Wert, dass die Natur uns Kostbarkeiten wie die Stutenmilch zur Verfügung stellt.

Die Analyse der Inhaltsstoffe der Stutenmilch kann näher erläutern, worauf die Wirkung dieses Heilgetränkes beruht. Es gilt jedoch zu beachten, dass prozentuelle Abweichungen einzelner Inhaltsstoffe auf Grund natürlicher Schwankungen unvermeidlich sind. Diese sind sowohl auf die unterschiedlichen Pferderassen als auch auf die **Haltung der Pferde** (ob stressfrei, artgerecht, harmonisch oder nicht) und **klimatische Faktoren** (Niederungen, Bergland, Steppen) zurückzuführen, und hängen auf jeden Fall sehr wesentlich von der **Fütterung** ab. Gemüse von einem Acker in unmittelbarer Nähe zur Autobahn hat eine andere Qualität, als biologisch angebautes aus einem kompostwirtschaftenden Betrieb, der frei ist von Chemikalien. Wenn auf saftigen Wiesen noch Kräuter zu finden sind und nicht nur alleine die schnellwachsenden Raygräser, finden sich in der Nahrungsmittelkette letztlich die heilsamen Wirkstoffe der Kräuter auch in der Milch der Stuten.

Auch innerhalb der Laktationsperiode (der Zeit in der eine Stute Milch gibt) ändert sich die Zusammensetzung der Stutenmilch.

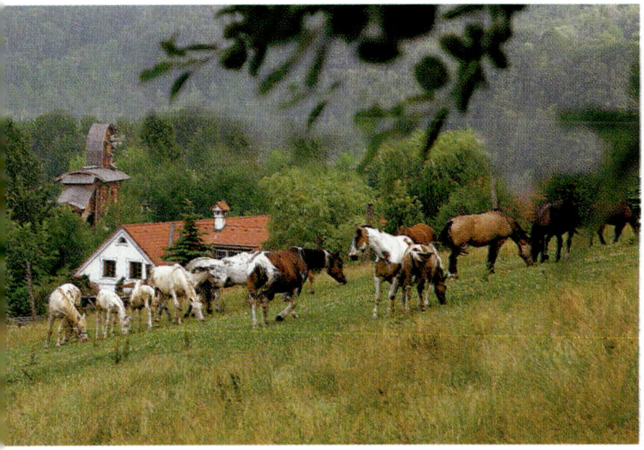

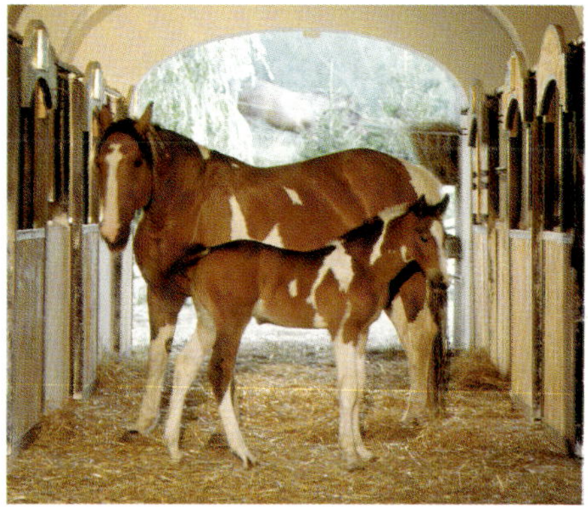

Harmonie und Ruhe …

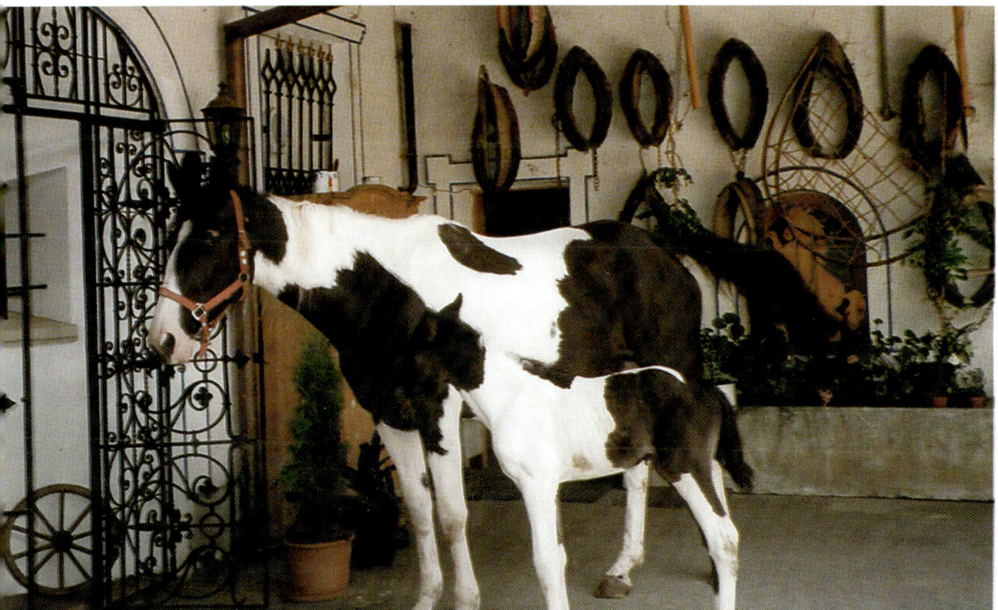

… zwischen Stuten und ihren Fohlen

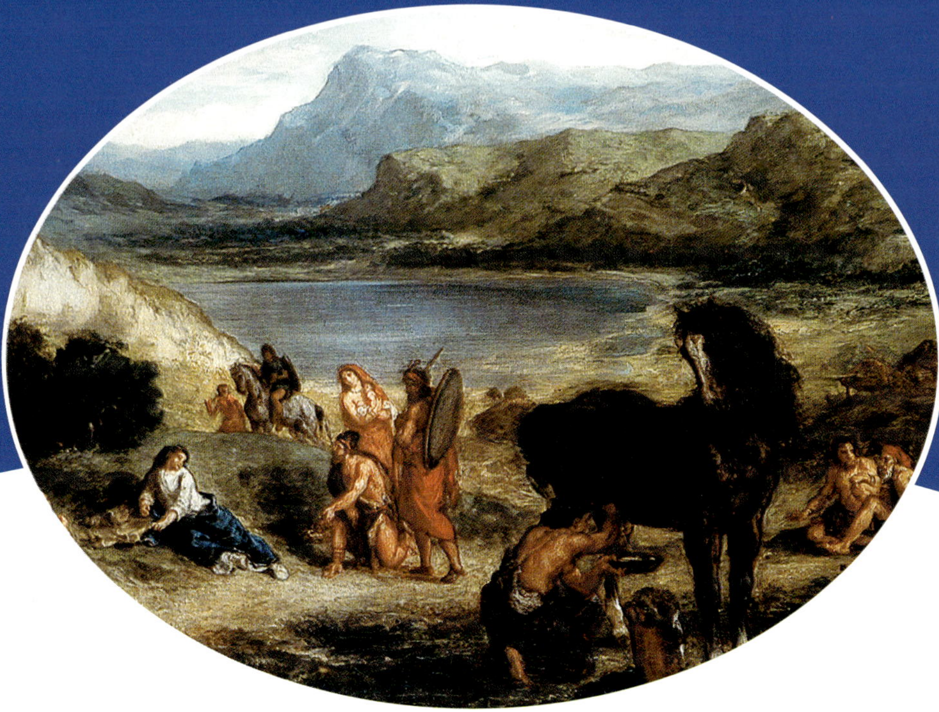

Hypomologen aus dem Altertum

Milchgewinnung und -verarbeitung heute

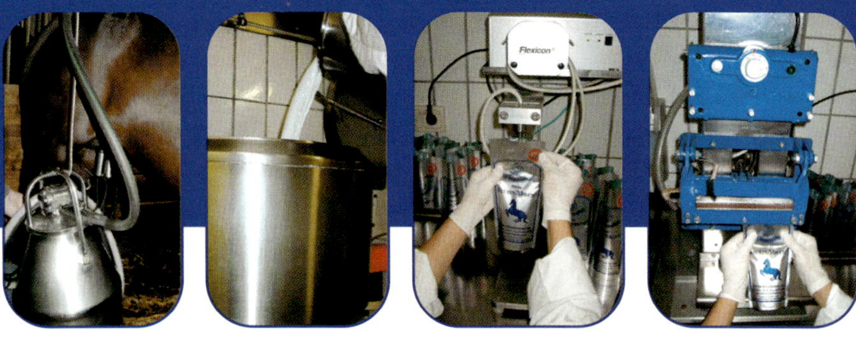

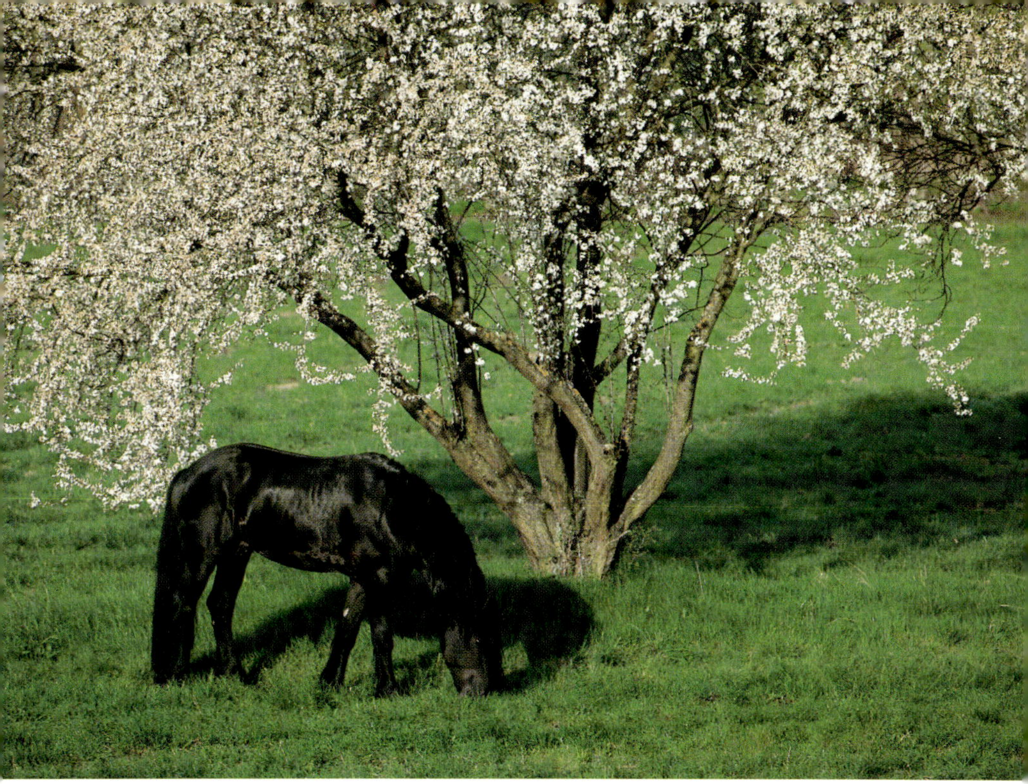

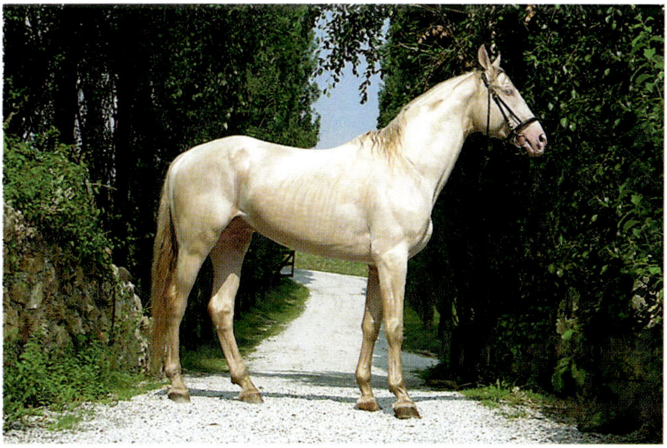

Ruhe und Gelassenheit

sind die Folge richtiger Haltung auch bei Deckhengsten.

So klein und schon so keck

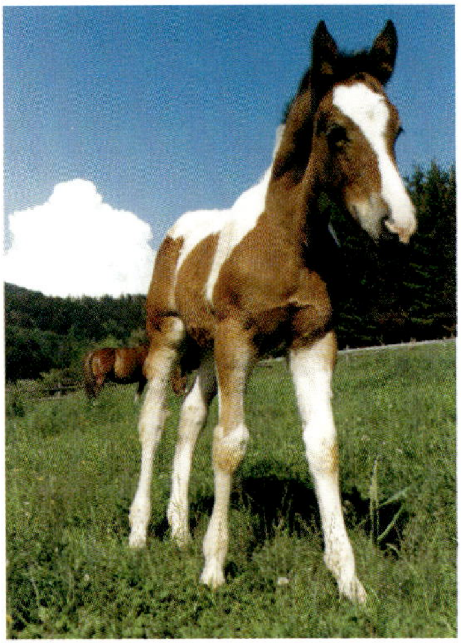

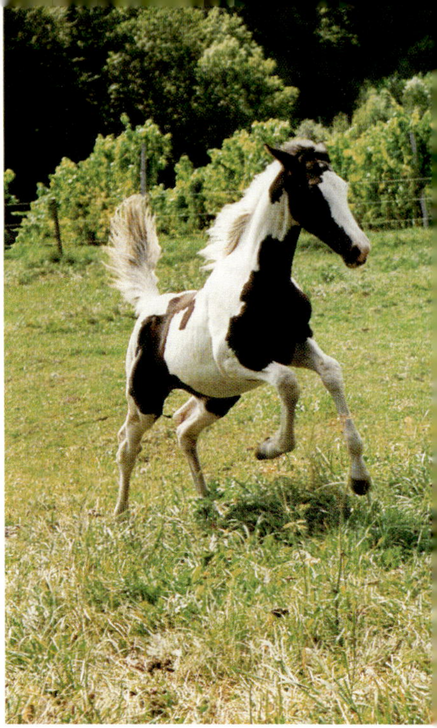

Pure Lebensfreude und Übermut
... und trotzdem stets eine besondere Einheit

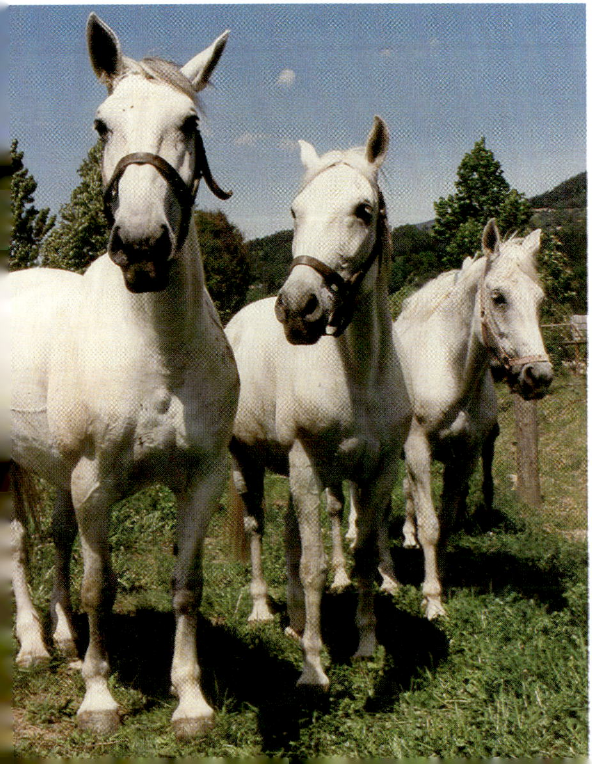

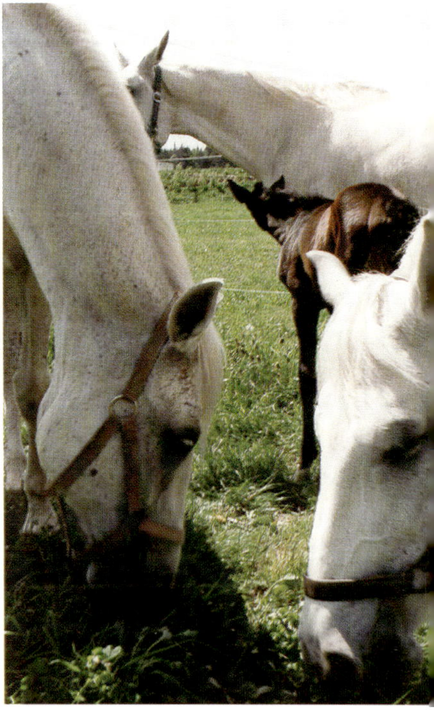

Stutenmilch hat im Vergleich zu anderen Milcharten (Kuh, Schaf u. a.) den niedrigsten Fettgehalt. Hervorstechend ist im Vergleich zur Kuhmilch auch der hohe Prozentsatz an mehrfach ungesättigten, essentiellen Fettsäuren: Linol-, Linolen-, und Arachidonsäuren. Diese sind physiologisch besonders wertvoll und fördern den Stoffwechsel. Der Vitamin- und der Mineralstoffgehalt entspricht dem der menschlichen Muttermilch. Der hohe Anteil an Laktose (Milchzucker) ist ebenfalls charakteristisch für die Stutenmilch. Für Menschen, die an Laktoseintoleranz leiden, ist die Stutenmilch auf Grund ihrer Zusammensetzung sehr empfehlenswert, denn sie enthält die nötigen Enzyme zur Verdauung von Kohlehydraten.

Hoher Prozentsatz an mehrfach ungesättigten, essentiellen Fettsäuren

Der Asche-Gehalt, also der Gehalt an Mineralien und Spurenelementen, ist nach der Geburt des Fohlens in den Monaten Jänner und Mai am höchsten. Die Milch dieser Periode nennt sich Kolostralmilch, Kolostrum oder Biestmilch. Danach verringert sich der Asche-Mineralstoffgehalt mit zunehmender Laktation. Ein **täglicher Weidegang** der Stute lässt mit fortschreitender Laktation den Asche-Gehalt allerdings wieder ansteigen. Bei Kaltblütern sinkt der Asche-, und Protein-Gehalt rassebedingt langsamer als bei Warmblütern. Erst das Zusammenspiel all dieser Komponenten macht die Stutenmilch zu einem bioverfügbaren Heildiätetikum.

Bioverfügbares Heildiätetikum

Der Mensch ist ein nicht-wiederkäuender Allesfresser, das Pferd ein nicht-wiederkäuender Pflanzenfresser, die Kuh ein Wiederkäuer. Diese Unterschiede in der Nahrungsaufnahme sind fundamental. Das Fettsäurespektrum von Milch ist davon abhängig, ob es sich beim Milchgeber um Wieder-, oder nicht-Wiederkäuer handelt. Zwischen Mensch und Pferd besteht eine **größere Ähnlichkeit der Physiologie und Anatomie des Verdauungstraktes**, denn beide sind – im Gegensatz zur Kuh – nicht-wiederkäuende Lebewesen.

In der Zusammensetzung, dem Geruch und dem Aroma der Milch des Menschen und der Milch des Pferdes besteht demnach eine größere Ähnlichkeit als zur Milch der Kuh. Ein Detail am Rande: Der Mensch benötigt für die Verdoppelung seines Geburtsgewichtes immerhin 150 Tage, das Pferd nur 60.

Vergleich der Zusammensetzung verschiedener Milcharten

Gehalt in 100 Gramm Milch

	Ph	spez. Gewicht	Wasser in g	Eiweiß in g	Fette in g	KH in g	Kasein in g	Kalorien kcal
Mensch	6,97	1,031	87,70	1,03	4,40	6,60	0,40	70
Pferd	7,20	1,034	91,70	2,10	1,25	6,30	1,40	44
Kuh	6,60	1,031	88,50	3,20	3,70	4,60	2,80	64
Schaf	6,54	1,036	81,60	5,60	7,50	4,40	4,17	107
Ziege	–	1,031	86,60	3,60	4,20	4,80	2,87	71
Kamel	–	1,031	87,10	3,70	4,20	4,10	2,90	69

Hoher Anteil an ungesättigten Fettsäuren

Das nur in geringen Mengen vorhandene **Fett** in der Stutenmilch besteht aus hochungesättigten Fettsäuren, wie Linol-, Linolen- und Arachichdonsäure. Der hohe Anteil an ungesättigten Fettsäuren beim Pferd kommt daher, dass Pferde im Gegensatz zu Rindern ungesättigte Fettsäuren aus dem Futter nicht hydrogenisieren können und diese deshalb in unveränderter Form in die Milch gelangen. Dies beschleunigt die Resorption beim Menschen und sorgt für den Fettabtransport aus der Leber, ist gerinnungsfördernd und wundheilend.

Auch bezüglich der Menge, Zusammensetzung und Verfügbarkeit von **Protein** (Eiweiß) besteht eine große Ähnlichkeit zwischen der Milch von Pferden und Menschen. Das Protein in der Muttermilch weist allerdings nahrungs- und gegendabhängig oft ein Defizit an essentiellen Aminosäuren wie Lysin, Threonin und Valin auf. Diese sind hingegen selbst bei einem Verdünnungsgrad von 45% in der Stutenmilch noch ausreichend vorhanden. Stutenmilch weist auch den höchsten Wert an nichtessentiellen Aminosäuren wie Arginin- und Glataminsäure auf. Molkenproteine wie α-Laktoalbumin, β-Laktoglobulin, Laktoferin, Serumalbumin, Lysozym und Immunglobuline sind in der Stutenmilch in einem sehr hohen Maß vorhanden. Gerade diese Immunglobuline, die in der Stutenmilch in großen Mengen (davon eines pferdespezifisch), hingegen in der Kuhmilch nur in Spuren, wenn überhaupt, vorkommen, sind zur Stärkung eines geschwächten Immunsystems von höchster Bedeutung.

Stärkung eines geschwächten Immunsystems

Kuhmilch enthält eine hohe allergene Potenz an β-Laktoglobulin, die für die Unverträglichkeit (Kuhmilchproteinintoleranz) verantwortlich sein dürfte. Stutenmilchprotein entspricht dahingegen in Qualität und Quantität in hohem Maße den Bedürfnissen eines Säuglings. Auf Grund der günstigen Proteinzusammensetzung, die in keinem anderen verfügbaren natürlichen Lebensmittel vorkommt, hat es eine ausgezeichnete Resorbier- und Metabolisierbarkeit. Dies sind wichtige Eigenschaften, die gerade bei chronischen Erkrankungen des Gastrointestraltraktes (akute und chronische Gastritis, akute und chronische Pankreatitis, chronische Dysentrie, Morbus Crohn) und Lebererkrankungen (akute und chronische Hepatiden, Fettleber, Leberzirrhose) sowie bei schweren Erschöpfungszuständen (z.B. nach Operationen, Infektionskrankheiten, Tuberkulose, Karzinomen und Verbrennungen) entscheidend zur Heilung beitragen.

Laktose (Milchzucker), ein Geschmacks und Energieträger, ist das einzige Kohlehydrat, das nicht zu einer Schädigung der Zähne beiträgt, keinen Zahnplaque bildet, antikarriogene Eigenschaften hat und die Resorption von Calcium, Magnesium, Phosphor und einigen Spurenelementen verbessert. Es fördert auch die Bifidus-Bakterienflora im Darm.

Förderung der Bifidus-Bakterienflora im Darm

Mit einem Liter Stutenmilch pro Tag ist bereits der Tagesbedarf an Eisen weitgehend abgedeckt!

Der **Asche-Gehalt** ist etwa doppelt so hoch wie in der Muttermilch. Die Stutenmilch ist reich an Mineralstoffen, Spurenelementen, Enzymen und anderen Vitalstoffen. Sie weist gegenüber der Kuhmilch den höchsten Eisen-Gehalt, den gleichen Kupfer-Gehalt wie Muttermilch und den 200-fachen Gehalt an Kobalt auf. Bei therapeutischer Anwendung von Stutenmilch ist mit einem Liter Stutenmilch pro Tag bereits der Tagesbedarf an Eisen weitgehend abgedeckt.

Vitamine sind in der Stutenmilch mehr als ausreichend vorhanden!

Vitamine sind in der Stutenmilch mehr als ausreichend vorhanden. Vitamin C ist sonst nirgends so hoch konzentriert wie hier.

Enzyme in der Stutenmilch sind nur teilweise erforscht, kommen aber in beachtlich größerer Menge vor als in der Kuhmilch. So kommt Lysozym in etwa 4.000-facher Konzentration vor. Lysozym bildet einen guten Schutz für den Säugling vor Infektionen und führt zur Erhöhung des Laktobazillus bifidus in der Darmflora.

Stutenmilch zeichnet sich also aus durch:

- einen angenehmen Geschmack,
- eine ausgezeichnete Proteinverdauung,
- niedrige elektrische Leitfähigkeit (Keimarmut),
- geringen Kaloriengehalt, durch geringes Gesamtfett mit hohem Anteil an ungesättigten Fettsäuren,
- ausreichende Mineralstoffkonzentration,
- hohen Laktose-Gehalt,
- gute Verdaulichkeit und Metabolisierbarkeit des Fettes,
- hohe Stimulation der Pankreaslipase,
- der Muttermilch ähnlichste Zusammensetzung,
- hohe Salzsäurestimulation des Magens,
- hohen Vitamin C- und Cholin-Gehalt,
- hohe Konzentration an Spurenelementen wie Eisen und Kupfer,
- hohe Bioverfügbarkeit aller Nähr- und Wirkstoffe,
- der Muttermilch ähnlichen Acetylcholin-Gehalt,
- günstige Wirkung auf Darmfunktion und Darmmotorik,
- hohen Nucleinsäure-Gehalt für eine gute Eiweißresorption,
- niedrige Fremdstoffbelastung,
- niedrigen Keimgehalt.

Zusammensetzung der Stutenmilch (in 100 ml Stutenmilch)

Wasser	91,05–91,27%
Trockenmasse	9,73–9,95%
Fett	0,65–1,25% (8% der TM)
Mehrfach ungesättigte Fettsäuren	18,7–25,5% der gesättigten Fettsäuren
Gesamteiweiß	1,95–2,13% (20% der TM)
Albumine, Globuline	0,74% (45% vom Gesamteiweiß)
Kasein	1,4%
Peptide und freie Aminosäuren	961 ppm
Nichtprotein-stickstoff	426 ppm
Milchzucker	6,26–6,85% (68% der TM)
Asche – Mineralstoffe und Spurenelemente	0,27–0,38% (4% der TM)
Kalzium (Ca)	ca. 1000 ppm
Phosphor (P)	ca. 536 ppm
Magnesium (Mg)	ca. 120 ppm
Eisen (Fe)	5,3–14,4 ppm
Kalium (K)	484–530 ppm
Natrium (Na)	116–119 ppm
Chlor (Cl)	302–440 ppm
Eisenoxid	20 ppm
Kupfer (Cu)	0,17–0,36 ppm
Mangan (Mn)	0,03–0,04 ppm
Kobalt (Co)	12,4–16,0 ppb
Zink	181 ppm
Silizium	244 ppm
Jod	1,9 ppm
Selen	**ca. 1 ppm**
Chrom	**ca. 1 ppm**
Molybdän	**ca. 1 ppm**
Aluminium	209 ppm
Titan	178 ppm
Vitamine	
Vitamin A	0,57–0,89 ppm
Vitamin B1	100–500 ppb (129–145 IE)
Vitamin B2	150–650 ppb
Vitamin B3	85 ppb
Vitamin B6	300 ppb
Vitamin B7	1,4 ppb
Vitamin B12	3,3 ppb
Vitamin B13 Orotsäure	**300 ppm**
Vitamin C	98–151 ppm (250–333 IE)
Vitamin D	1,25 ppm
Vitamin E	0,65–1,05 ppm
Pantotensäure	0,25 ppb
Vitamin K	1,2 ppb
Folsäure	8 ppb
Carnitin Vitamin T	**1–2 mg**
Weitere Inhaltsstoffe	
Zitronensäure	0,175%
Acetylcholin	1 mg/l
Lezithin	0,109–0,25 mg/l
Cholin	30 40 mg/l
Cholesterin	94–168 ppm
Enzyme, Fermente	Peroxydase, Oxydase, Phospatase, Diastase, Katalase, Lipase, Lysozym
Hormone und Hormon ähnliche Stoffe	Progesteron, Östrogen, Nucleinsäure

(Herkunft der Daten und Werte aus den Inhaltstabellen: siehe Literaturhinweise)

8.2. Wasser

Stutenmilch besteht zu rund 90% aus Wasser.

Wasser ist und bleibt unser lebenswichtigstes Element und ist überall im Körper enthalten. Stutenmilch besteht zu rund 90% aus Wasser, der menschliche Organismus etwa zu 60% (Neugeborene zu 79%). Wasser hat wichtige Funktionen als Lösungs- und Transportmittel, und es ist an allen Stoffwechselvorgängen beteiligt. Nur in gelöster Form können Mineralstoffe, Vitamine, Spurenelemente u. a. in die Zellen gelangen. Wasser besitzt eine hohe Wärmekapazität und Wärmeleitfähigkeit. Dies gewährt zum einen Schutz vor Kälte und bei großer Hitze eine Abkühlung durch Schweißabsonderung. Somit hat es die wichtige Funktion der Thermoregulation. Mangelerscheinungen führen zum Rückgang der Speichel- und Harnproduktion, ab einem Verlust von 20% führt dies bereits zum Tod.

Hochwertiges Trinkwasser muss wesentlich mehr erfüllen, als lediglich frei von Schadstoffen und Schwermetallen zu sein. Sehr mineralstoffreiches Wasser führt zur Verschlechterung der Gesundheit bei Mensch und Tier.

Forscher wie der deutsche Physiker Wilfried Hacheney, der österreichische Naturforscher Johann Grander und der österreichische Mediziner Michael Ehrenberger konnten mit Hilfe der sogenannten Levitation, das ist eine Energetisierungsmaßnahme, Wasser beleben. Damit wurden gesundheitsschädigende Schadstoff-Informationen aus dem Wasser entfernt. Durch verschiedene Versuche konnte eine Zunahme der Vitalität des Wassers nachgewiesen werden (vgl. Fuchs, 2001).

Da 90% der Stutenmilch aus Wasser besteht, ist es auch entscheidend, welches Wasser von der Stute getrunken wird.

8.3. Eiweiß

Eiweiß zählt neben den Kohlehydraten und dem Fett zu den Makronährstoffen.

Das Eiweiß zählt neben den Kohlehydraten und dem Fett zu den Makronährstoffen und wird aus zwanzig verschiedenen Aminosäuren gebildet. Von diesen sind nur acht Aminosäuren essentiell. Diese sind: *Isoleuleucin, Leucin, Lysin, Methionin, Phenylalanin, Threonin, Tryptophan und Valin.* Die beiden Aminosäuren *Arginin und Histidin* sind nur für den Säugling wichtig, also semiessentiell. Der Gehalt dieser beiden ist in der Stutenmilch entscheidend höher als in der Mutter- oder Kuhmilch. Das erklärt auch die hervorragende Wirkung bei Verabreichung an Säuglinge und Kleinkinder. Die restlichen zehn Aminosäuren *Alanin, Aspargin, Aspartat, Cystein, Glutamat, Glycin, Hydroxyprolin, Prolin, Serin und Tyrosin* sind nicht essentiell, da der menschliche Organismus sie zu einem gewissen Teil selbst synthetisieren kann. Proteine werden zu Aminosäuren abgebaut, im Körper resorbiert und wieder zu den zwanzig verschiedenen körpereigenen Aminosäuren aufgebaut.

Bemerkenswert ist, dass selbst bei einer Verdünnung von 45% der Stutenmilch immer noch eine ausreichende Versorgung mit essentiellen Aminosäuren für Kinder gewährleistet ist.

Beim Eiweiß ist die Ähnlichkeit zur Muttermilch erkennbar.

Gerade beim Eiweiß erkennt man die Ähnlichkeit zur Muttermilch sehr stark. 45% des Gesamteiweiß sind Molkenproteine, bei der Muttermilch sind es 47%. Wie schon erwähnt, ist die Stutenmilch eine Albumin-Globulin-Milch, im Gegensatz zur Kuhmilch. Bei Kuhmilch handelt es sich um eine Kaseinmilch.

Kasein ist das Eiweiß, das benötigt wird, um Käse herzustellen. In der Stutenmilch ist kaum Kasein vorhanden, daher kann man weder Käse, Topfen oder ähnliches daraus herstellen. Das wenige

Stutenmilch kann sehr leicht aus dem Darm ins Blut aufgenommen werden.

Kasein der Stutenmilch ist ähnlich wie das der Muttermilch sehr feinflockig und kann damit sehr leicht aus dem Darm ins Blut aufgenommen werden. Im Gegensatz dazu bildet Kuhmilch-Kasein eine klumpige, feste, nicht-wasserlösliche Masse, die schwer verdaulich ist.

α-Laktoalbumin erwies sich als Krebszellen abtötend.

Laktoferin hat eine Aktivität gegen Bazillen.

Albumin wird benötigt bei der Blutplasma-, Hirnflüssigkeits- und Muskelbildung. Es dient zum Transport von Salzen, Wasser und Blutfarbstoff. Stutenmilch weist einen beachtlichen Anteil an *α-Laktoalbumin* und *β-Laktoglobulin* auf. In wissenschaftlichen Untersuchungen an der Universität in Cambridge an Krebszellen mit *α-Laktoalbumin*, erwies sich dieses Protein als Krebszellen abtötend (vgl. New Scientist). Der Gehalt an *Laktoferin, Lysozym und Immunglobulinen* weist eine verblüffende Ähnlichkeit zu jenem der Muttermilch auf und ist sogar noch höher konzentriert. Auch die Albumine der Stutenmilch sind wie Kasein wesentlich leichter verdaulich als die der Kuhmilch. Das *Serumalbumin* in der Stutenmilch ist immunologisch identisch mit dem Serumalbumin aus dem Pferdeblut und dem Blut des Menschen. *Laktoferin* schützt durch seine Eisenbindungskapazität das Eisen in der Milch, dient als Transportprotein für Eisen und hat eine Aktivität gegen Bazillen, Coli-Bakterien und Streptokokken. Durch die günstige Zusammensetzung der verwertbaren Proteine sowie durch den Gehalt an *Lactoferin* und *Lysozym* ist die Stutenmilch in der Säuglingsernährung besonders wertvoll.

Globuline dienen zum Transport von wasserunlöslichen Stoffen. Sie sind die Grundlage für die Immunabwehr und die unspezifische Resistenz durch die Bildung von Antikörpern sowie für die Gerinnung. Ihr Aufgabenbereich umfasst auch den Transport von Hormonen und Enzymen. Die Immunglobuline des Menschen und des Pferdes sind identisch. Beim Menschen erfolgt die Übertragung der Immunglobuline bereits in der Schwangerschaft diaplacentär. Das Fohlen kommt jedoch ohne Immunsystem zur Welt. Wenn ein Fohlen das Kolostrum, also die erste Milch (extrem Immunglobulin-gehaltvoll) nach der Geburt zu sich nimmt, kommt es zu einer ausreichenden Immunisierung des Fohlens, die mindestens sechs Wochen anhält. Erhält das Fohlen zu wenig von dieser Milch, treten vermehrt *Diarrhoe, Schädigungen des zentralen Nervensystems oder Gelenkserkrankungen* auf. Stutenmilch kann auch für das Immunsystem des Menschen eine wertvolle Unterstützung sein, auch wenn mit zunehmender Laktation sich der Gehalt an Immunglobulinen verringert.

Identische Immunglobuline des Menschen und des Pferdes

Peptone, Polypeptide und freie Aminosäuren sind ebenfalls in hohem Maße in der Stutenmilch enthalten. 25% aller stickstoffhaltigen Substanzen in der Stutenmilch sind Eiweiße, in der Muttermilch hingegen nur 6% und in der Kuhmilch gar nur 1,7%. Aminosäuren und Peptide sind die kleinsten Bausteine zum Aufbau von Eiweißkörpern im Organismus. Sie sind leicht aus der Milch von Pferden resorbierbar und sind Bestandteil von Bifidusflora-fördernden Faktoren.

Aminosäuren und Peptide sind Bestandteil von Bifidusflora-fördernden Faktoren.

Taurin zählt zu den freien Aminosäuren. Es wird begrenzt im Körper aus den Aminosäuren Methionin, Cystein und Vitamin B6 gebildet und ist daher nicht essentiell. Stutenmilch und Muttermilch enthalten das 10 bis 30-fache Taurin im Vergleich zur Kuhmilch. Es ist an wichtigen Leberstoffwechselfunktionen beteiligt. Taurin reichert sich am Tag, Melatonin (der Gegenspieler des Taurin) bei Nacht vermehrt in der Zirbeldrüse an. Östrogene führen zu einer Verminderung des Taurins. Bei starker Abnahme des Taurin-Gehaltes kommt es zu einem *Anstieg der Anfallshäufigkeit bei Epilepsie*. Taurin verbessert den *Ionenfluss in der Zellmembran, die*

10 bis 30-fache Taurin-Menge im Vergleich zur Kuhmilch!

Taurin senkt den Blutdruck.

Sehkraft, senkt den Blutdruck und führt zu einer Senkung des Adrenalin-Spiegels. Zur ausreichenden Versorgung ist Stutenmilch prädestiniert.

	Mensch	Stute	Kuh	Schaf	Ziege
Kasein in %	53	55	85	80	75
Molkenpotein in %	47	45	15	20	25

Mangel an essentiellen Aminosäuren kann zu *Wachstums- und Entwicklungsstörungen, Störung der Hämoglobinbildung, eingeschränkter Immunleistung, vermehrter Schmerzempfindlichkeit, verzögerter Wundheilung, Muskelatrophie, Anämie und Fertilität* führen.

8.4. Kohlehydrate

Sie werden auch als Saccharide bezeichnet und bestehen aus Kohlenstoff und Wasserstoff. Mengenmäßig stellen Kohlehydrate den größten Anteil der organischen Substanz der Erde dar. Sie sind ein Reservestoff für Menschen, Tiere und Pflanzen und sind Bestandteil der Nukleinsäure in RNA und DNA, also wichtige Bausteine für unser Erbmaterial. Kohlehydrate sind für das gesamte Stoffwechselgeschehen von größter Bedeutung. Sie sind nicht nur Energiequelle, sondern steuern die Zellteilung, die Immunfunktion und den Aufbau und Stoffwechsel des Bindegewebes. Die Stutenmilch besteht zu etwa 6,3% aus Kohlehydraten, die Kuhmilch nur zu 4,7%.

Kohlehydrate sind für das gesamte Stoffwechselgeschehen von größter Bedeutung.

Bei den Kohlehydraten unterscheidet man drei große Gruppen: *Monosaccharide, Oligosaccharide (Di-, Tri- und Tetrasaccharide) und Polysaccharide*. In der Stuten- wie in der Muttermilch sind hauptsächlich Disaccharide in einem bestimmten Verhältnis zueinander enthalten, wodurch sie das Bifidusflora-Wachstum begünstigen.

Die **Laktose** (Milchzucker) ist ein Disaccharid, das sich aus den Einfachzuckern *Glucose* und *Galaktose* zusammensetzt.
Die Kohlehydratverdauung beginnt im Mund durch die Speichelamylase und wird im Magen fortgesetzt. Kohlehydrate in Muttermilch und Stutenmilch können bereits zu einem großen Teil in Mund und Magen aufgeschlossen und verwertet werden. Dies ist auch für den Säugling sehr lange die einzige Möglichkeit, Kohlehydrate überhaupt aufzuschließen. Laktose ist das erste Kohlehydrat, das der Mensch über die Muttermilch zu sich nimmt und das sonst nirgends in der Natur in dieser Form vorkommt. Laktose stellt eine wichtige Grundlage zum Entstehen des Laktobazillus bifidus dar, der nicht nur dem Säugling, sondern auch darmerkrankten Kindern und Erwachsenen hilft, eine gesunde Darmflora zu erlangen. Laktose beschleunigt auch den Kalzium-Ein- und Aufbau der Knochen, was gerade bei *Osteoporose* von entscheidender Bedeutung ist und zu einer Verminderung des Calcium-Entzugs aus den Knochen führt. Es hat somit eine *antirachitische Eigenschaft.*

Laktose beschleunigt den Kalzium-Ein- und Aufbau der Knochen.

Da Laktose langsamer resorbiert wird als Saccharose, wirkt diese auch als ausdauernder Energiespender. Bei Diabetikern spielt das eine wesentliche Rolle, da der Blutzuckerspiegel nur halb so schnell ansteigt. Laktose *beugt auch der Bildung von Zahnplaque vor,* indem aus Zucker Säuren gebildet werden, die eine Entkalkung der Zahnsubstanz zur Folge haben. Weiters beeinflusst Laktose auch den Fett-Stoffwechsel. Es ist in der Lage die Vermehrung von Leberfett zu verhindern. Durch seine langsame Resorption wirkt es auch pH-Wert-senkend und damit *Peristaltik-anregend.*

Laktose beugt auch der Bildung von Zahnplaque vor.

Es hat nicht nur bei der Entstehung der Darmflora eines Säuglings eine Bedeutung, sondern begünstigt auch die Resorption von Calcium, Phosphor, Magnesium und essentiellen Spurenelementen. Laktose ist *regulierend und verdauungsfördernd im Magen-Darm-trakt und stärkt die natürliche Darmflora.*

Muttermilch und Stutenmilch zeichnen sich durch einen enzymologischen Abwehrmechanismus aus, der pathogene Keime von den Wänden der Schleimhäute im Verdauungstrakt fernhält. Auch Laktose-Intoleranz bei Menschen kann durch die Enzyme in der Stutenmilch gut behandelt werden.

8.5. Fette

Fette und Öle sind wichtige Energieträger.

Fette und Öle sind neutrale Verbindungen. Grundsätzlich gibt es *Mono-, Di-, und Triglyceride*. Man unterscheidet zwischen kürzeren und längeren sowie zwischen gesättigten und ungesättigten Fettsäuren. Fette und Öle sind wichtige Energieträger. Sie haben eine bedeutende Funktion als Hormon- und Enzymbestandteile. Gesättigte Fettsäuren sind nicht essentiell, da sie der Körper selbst bilden kann. Der Fettgehalt liegt sehr niedrig, zwischen 0,8–1,3%. Das Fett in der Stutenmilch weist den niedrigsten Schmelzpunkt (23° C) auf, was auch die leichte Verdaulichkeit erklärt. Man findet eine hohe Konzentration an freiem *Glyzerin* und einen hohen Anteil an *Phosopholipoiden* in der Stutenmilch, was bei Muttermilch und Kuhmilch nicht nachweisbar ist.

Bei Versuchen wurde nachgewiesen, dass Stutenmilch auf Grund ihrer besonderen Zusammensetzung die Pankreas-Lipase, welche für die Fettverdauung des Menschen bedeutend ist, besonders beeinflusst (vgl. Shangabylov, 1983).

Der Verdauungskoeffizient der freien Fettsäuren (die durchschnittliche Fettresorbierung) liegt bei:

Muttermilch	80%,
Kuhmilch	50%,
Säuglingsnahrung	55–75%
und schließlich als absolutem Spitzenreiter	
bei der **Stutenmilch** zwischen	94–98%.

(vgl. Wiesener u. Knobling, 1964)

Hohe Konzentration an ungesättigten Fettsäuren

Die Milch der Stuten weist auch eine hohe Konzentration an ungesättigten Fettsäuren, wie etwa *Linolensäure* auf. Gesättigte Fettsäuren kommen in der Muttermilch nur in Spuren vor, in der Stutenmilch in kleinen Mengen.

Linol- (2-fach ungesättigte Fettsäure) und *Linolensäure* (3-fach ungesättigte Fettsäure) machen rund 80% der ungesättigten Fettsäuren aus.

Der Anteil der **Linolsäure** (Omega-6-Fettsäure) ist ca. dreimal so hoch wie in der Muttermilch. Sie hat im Abtransport des Atmungssauerstoffes über die Lungenbläschen eine wichtige Bedeutung. Auch fördert sie die Bildung von *Hämoglobin*, beschleunigt den Abbau von Milchsäure und verkürzt damit die Regenerationszeit nach körperlicher Belastung. Linolsäure spielt auch in der Zellteilung und der Stabilität der Chromosomen eine bedeutende Rolle.

Linolensäure (Omega-3-Fettsäure) wirkt beim Sauerstofftransport und in der Hämoglobinbildung. Es hat eine *herzschützende, antirachitische und entzündungshemmende Wirkung*. Diese Fettsäure dürfte auch für die *geistige Entwicklung des Embryos* sehr wichtig sein. Mehrfach ungesättigte Fettsäuren wurden früher als Vitamin F bezeichnet. Ein Mangel führt zu *ekzemartigen Hautveränderungen, Haarverlust, Einschränkung des Leberstoffwechsels, verzögerter Wundheilung, erhöhter Infektionsanfälligkeit, Degeneration des Nierengewebes, Durchblutungsstörungen, Sterilität bei Mann und Frau, Wachstumsstörungen bei Kindern sowie Herz und Kreislaufproblemen.* Myelin, die weiße Substanz des Zentralnervensystems, ist besonders reich an ungesättigten Fettsäuren. Mutter- und Stutenmilch enthalten diese essentielle Fettsäure, Kuhmilch nicht.

Ungesättigte Fettsäuren müssen täglich zugeführt werden!

Die Milch der Pferde enthält auch ein hohes Maß an **Arachidonsäure**. Diese ist eine 4-fach ungesättigte Fettsäure. Ungesättigte Fettsäuren bildet der Körper nicht selbst, sondern diese müssen täglich zugeführt werden. Sie führen für den Körper lebenswichtige Funktionen aus, wie z.B. den Aufbau von Hormonen. Das *Verhindern von Arteriosklerose, zu hohem Blutdruck und zu hohen Cholesterinwerten* sind ebenfalls Aufgaben der ungesättigten Fettsäuren.

Cholesterin (auch als Cholesterol bezeichnet) und ist für den Menschen nicht essentiell, da der Körper es selbst bildet. Hauptproduktionsstätten sind die Leber und die Dünndarmzellen. Cholesterin findet sich im Gehirn, in den Zellmembranen und ist die Vorstufe von Hormonen wie Sexual- und Nebennierenhormonen und dem körpereigenen Vitamin D3.

Cholesterin hilft bei der Stressbewältigung und dem Abbau von Proteinen.

Es hilft bei der *Stressbewältigung und dem Abbau von Proteinen.* Ein erhöhter Cholesterinspiegel gilt als *Risikofaktor für Arteriosklerose und Herzinfarkt.*

In der Stutenmilch wurden Cholesterinmengen von rund 100 Milligramm pro Liter festgestellt.

Cholin wird im Organismus (Leber) gebildet, muss jedoch durch die Nahrung ergänzt werden. Es sorgt für die elastische Struktur der Zellmembran und die Signalübertragung von Zelle zu Zelle und ist Bestandteil des Nervenüberträgerstoffes Acetylcholin. Cholin sorgt für den Abtransport von Triglyceriden aus der Leber. Damit fördert Cholin die Synthese und *Entgiftungskapazität der Leber bei Alkohol-, Umwelt- und Schwermetallbelastung.* Ein Mangel an Cholin kann sich somit durch *Leberverfettung, Herzrhythmusstörung, erhöhte Blutfettwerte, Bluthochdruck und Nierenfunktionsstörung* auswirken. Nachlassende Gehirnleistungen und vermindertes Erinnerungsvermögen sind häufig die Folge von verminderter Cholin-Zufuhr. Regelmäßige und ausreichende Cholin-Zufuhr *verbessert die Nerven und stabilisiert das zentrale Nervensystem.* Auf Grund dessen wurden bei *Alzheimer, Morbus Parkinson und anderen zentralen Nervenstörungen* nach Cholin-Zufuhr Verbesserungen erzielt. Eine Unterversorgung entsteht durch schwere Fehlernährung. Der Bedarf wird durch Stutenmilch mehr als gedeckt.

Stabilisierung des zentralen Nervensystems

Acetylcholin und Cholin sind Überträgerstoffe an den Synapsen, also den Schaltstellen der Nerven des vegetativen und zentralen Nervensystems. Ihr ausreichendes Vorhandensein steuert die optimale Reaktion der Sinne. Acetylcholin bewirkt eine *Gefäßerweiterung*, dadurch kommt es zur *Blutdrucksenkung, Verminderung des Herzschlages* und zu einer *gesteigerten Durchblutung der Haut und Muskulatur, aber auch zu einer Steigerung der Darmmobilität und Darmmotorik.* Es wird auch die Sekretion der Drüsen erhöht, vor allem der Drüsen, die für die Verdauung verantwortlich sind, wie Speicheldrüsen, Magen- und Darmdrüsen, Bauchspeicheldrüse und Leber. In einem Liter Stutenmilch ist ein Milligramm Acethylcholin enthalten, das entspricht dem zehnfachen der Kuhmilch.

Zehnfacher Acethylcholin-Gehalt im Vergleich zur Kuhmilch!

Der Cholin-Gehalt der Stutenmilch liegt bei 30-40 Milligramm pro Liter.

Übergreifender und reibungsloser Stoffwechsel innerhalb der Zellen

Lecithin besteht aus einer gesättigten und einer ungesättigten Fettsäure. Es ist in der Nervensubstanz der Tiere und den Getreidekeimlingen enthalten und sorgt für einen übergreifenden und reibungslosen Stoffwechsel innerhalb der Zellen. Lecithin bestimmt den Ausstoß von Hormonen und Neutronentransmittern und beeinflusst so die biochemischen und biophysikalischen Regelkreise. Eine Unterversorgung von hochungesättigten Fettsäuren und Lecithin führt zu einer minderwertigen Myelin-Produktion. Dies hat zur Folge, dass verschiedenste neurologische Störungen wie *Nervosität, Depressionen, Virus-Einschränkungen, motorische Ausfälle, Multiple Sklerose, Schizophrenie oder Hypochondrie* auftreten.
Beim therapeutischen Einsatz von Lecithin werden auf Grund der Myelin-Struktur *Stabilisierung bei Depressionen* sowie *bei Alzheimer und Parkinsonerkrankungen sehr gute Heilerfolge* erzielt. Lecithin ist mit einem Wort eine *„Nervennahrung"* und wirkt sich hervorragend bei *Virus-Hepatitis* aus. Es greift auch stimulierend in den parasympathischen Regelkreislauf ein und kann bei Symptomen wie *Kopf- und Rückenschmerzen, Magen-, Herz- und Atembeschwerden, Müdigkeit und sexuellen Funktionsstörungen* entscheidend zum Therapieerfolg beitragen.
Gekeimte Pflanzensamen, Kohl und Stutenmilch sind reich an Lecithin. In der Stutenmilch ist ein Lecithin-Gehalt von 0,2 Milligramm pro Liter zu finden.

Acetylcholin, Cholin, Cholesterin und Lecithin sind fettlösliche Stoffe, die die nervliche Regulation in Gehirn, Herz, Niere und Leber steuern.

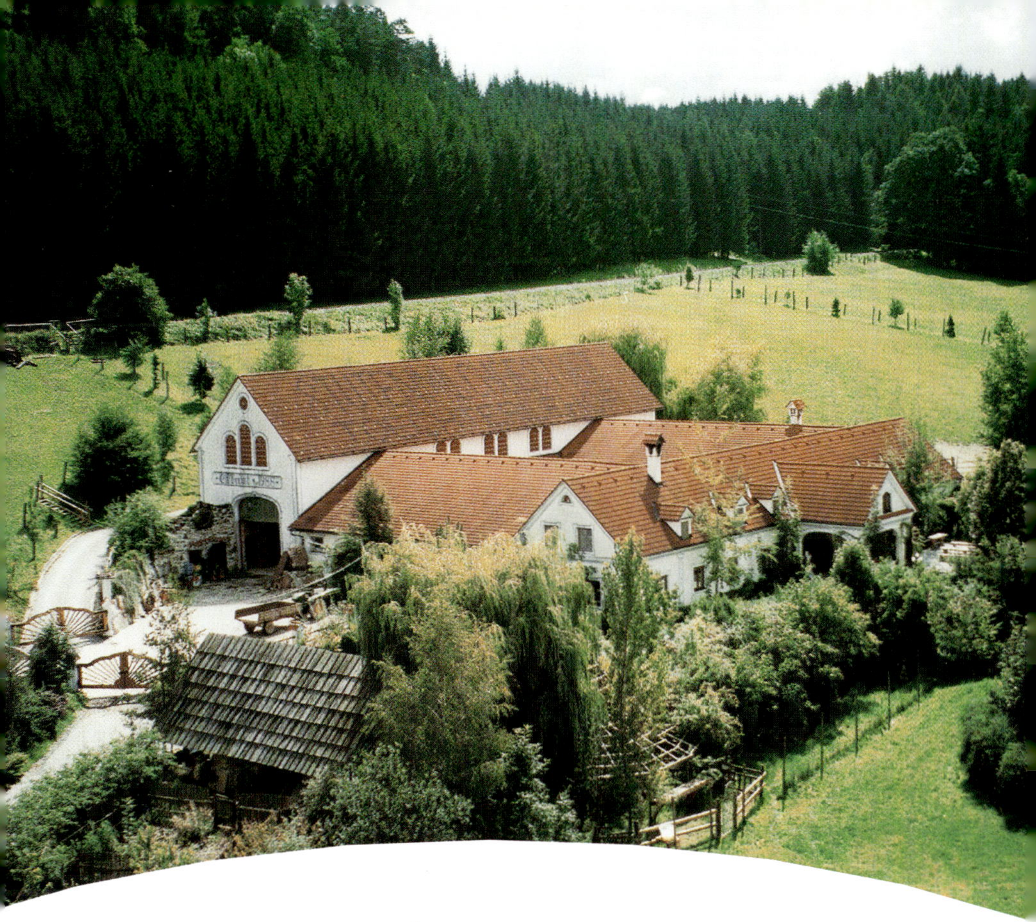

Der Töchterlehof

in der grünen Oststeiermark

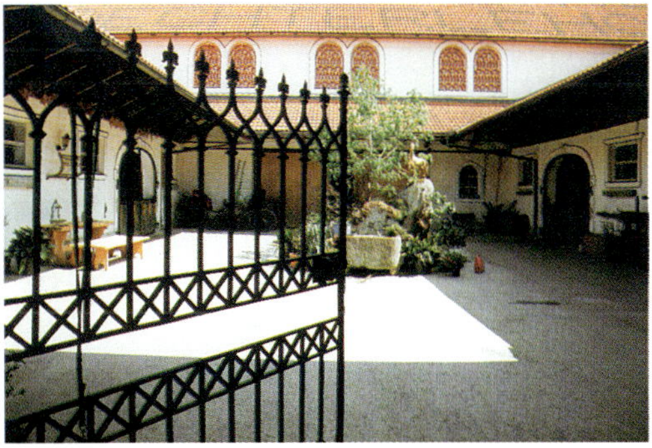

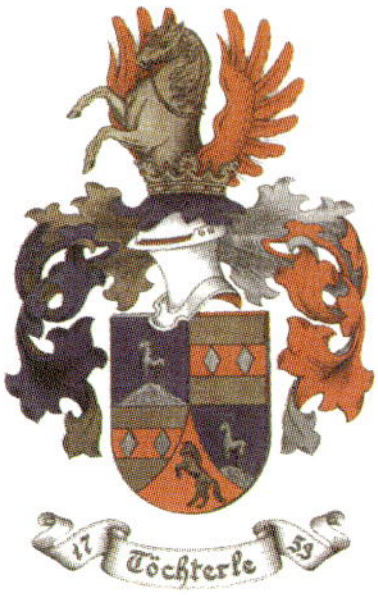

Familienwappen der Familie Töchterle

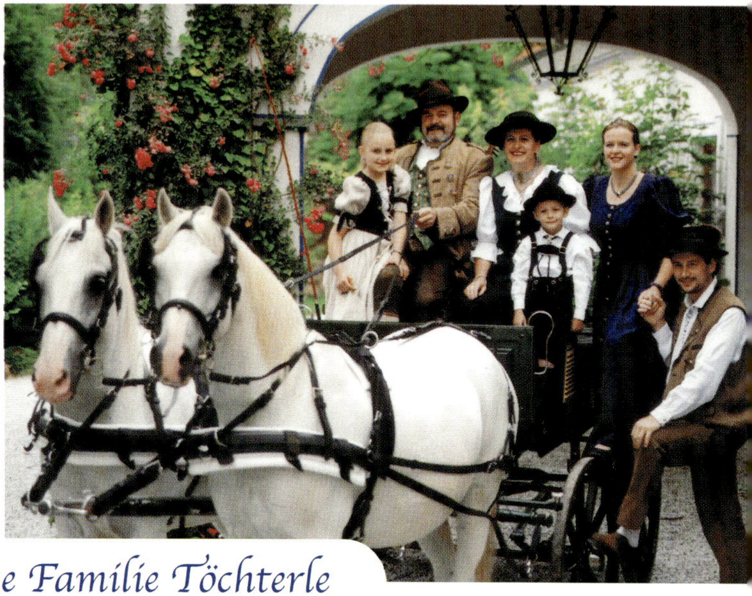

Die heutige Familie Töchterle

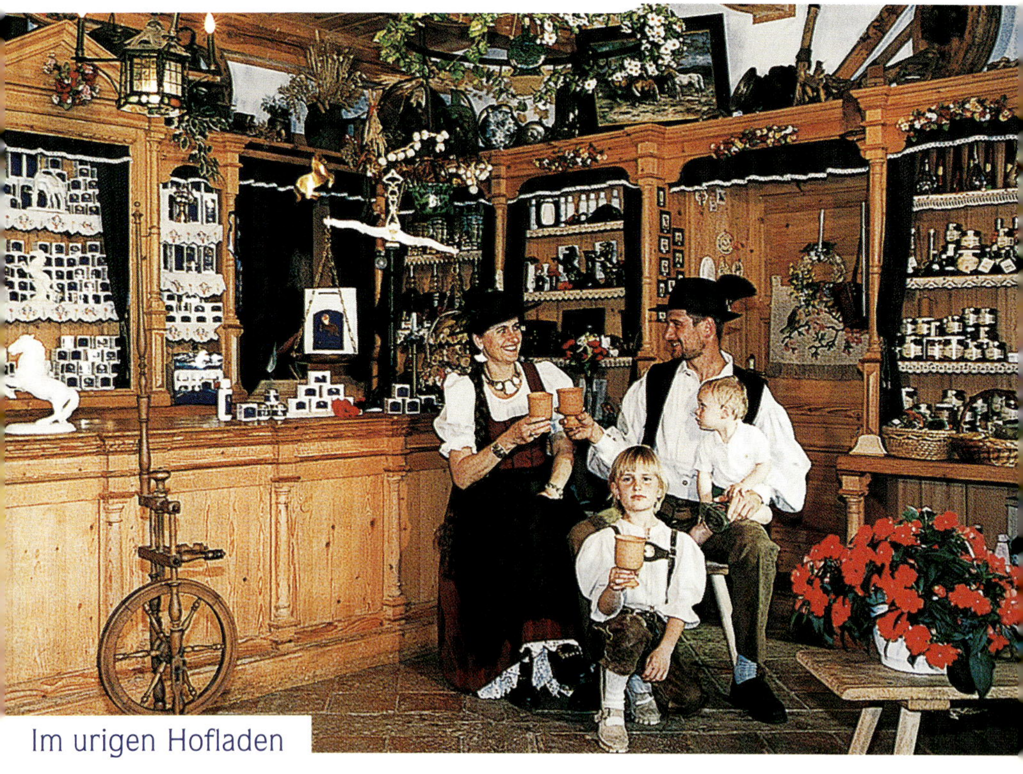

Im urigen Hofladen

Impressionen

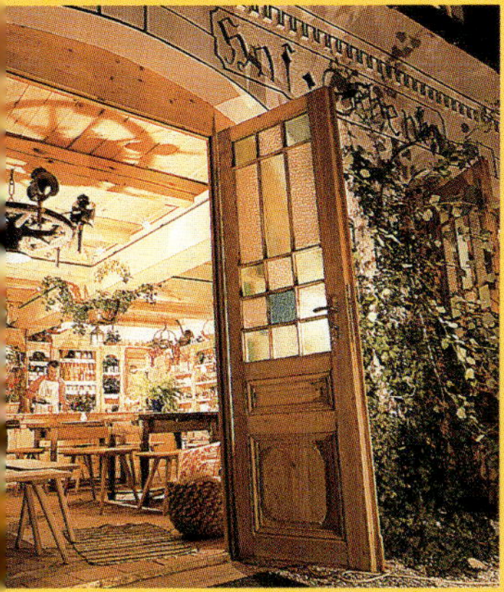

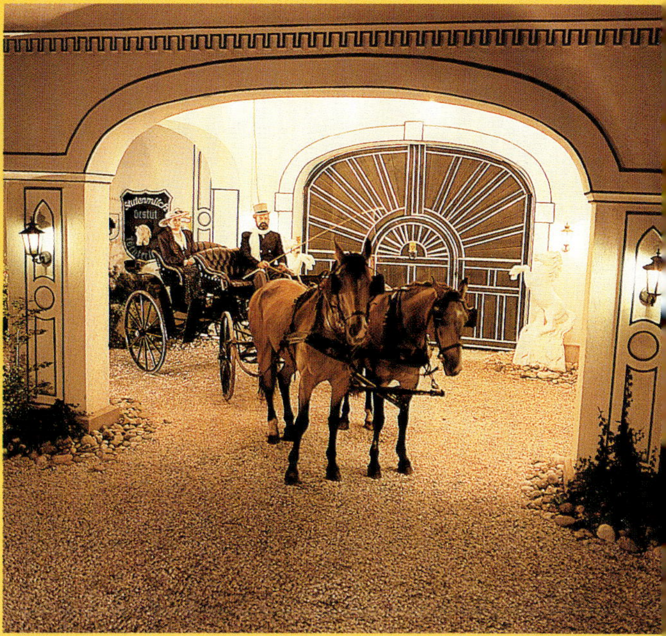

am Abend

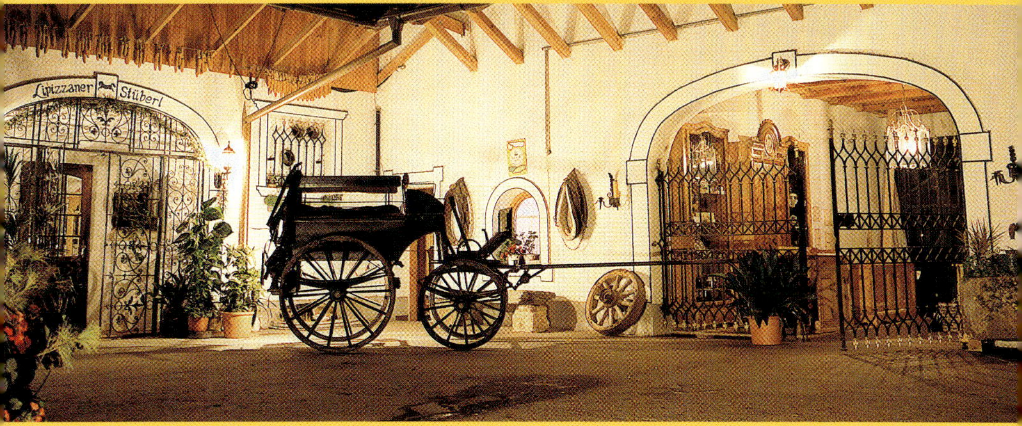

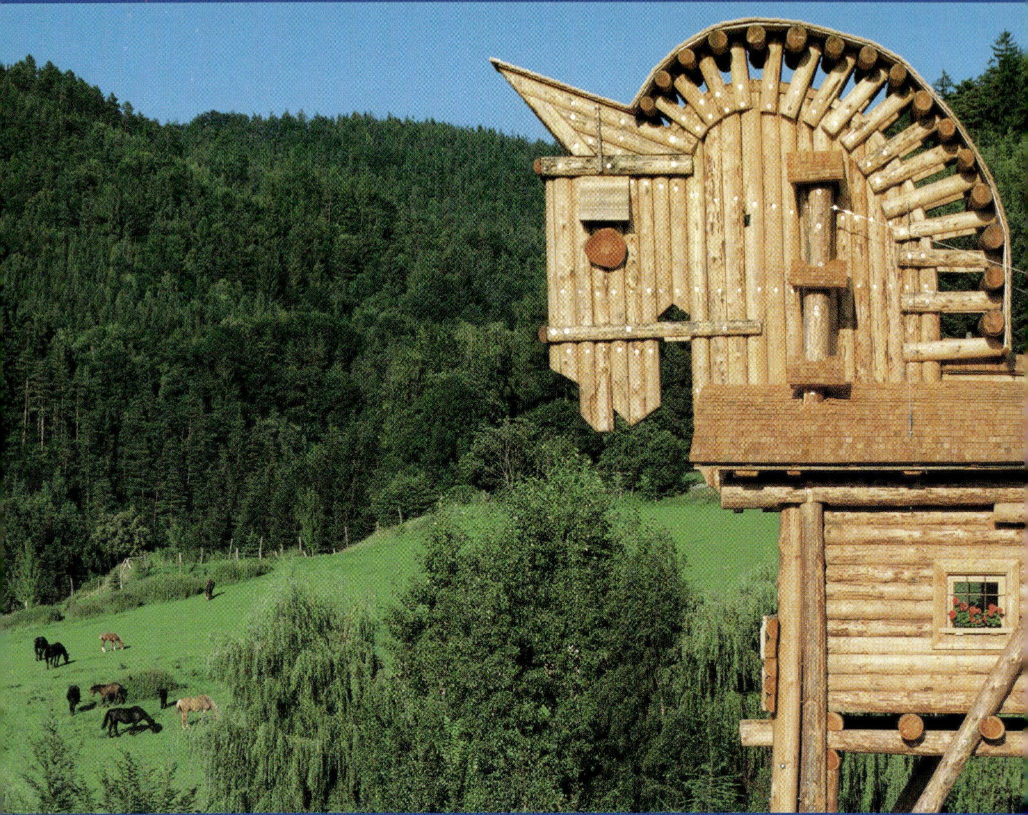

Hier sehen sie den Größenvergleich zwischen dem größten Holzpferd der Welt am Töchterlehof und den Pferden.

Pferdeherden und das Austrojanische Pferd verbindet nicht nur die Geschichte.

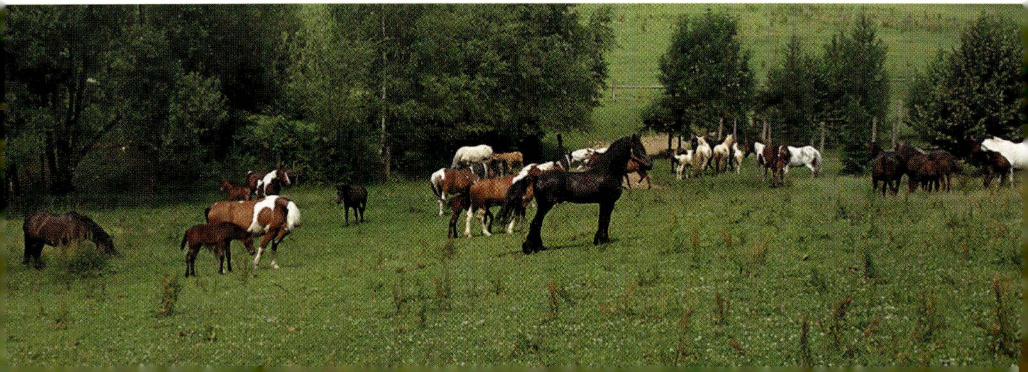

8.6. Mineralstoffe und Spurenelemente

Mineralstoffe und Spurenelemente sind für das menschliche Leben unerlässlich, sie sind bei allen Stoffwechsel-, Energie- und Lebensprozessen notwendig. Diese Substanzen müssen tagtäglich dem Körper mit unserer Nahrung zugeführt werden. In allen Zellen sind sie vorhanden, damit biochemische Vorgänge optimal ablaufen, Strukturen erhalten bleiben, das Wachstum garantiert ist und die Gesundheit erhalten bleibt. Mineralstoffe spielen auch bei chemischen Reaktionen als Katalysatoren oder Regulatoren eine Rolle. Bei den Elementen Calcium, Phosphor und Magnesium wirkt sich das besonders vorteilhaft bei Säuglingen aus, deren Mutter nicht stillen kann oder will. Stutenmilch enthält mehr Mineralstoffe als Muttermilch. Auf Grund der besonderen Zusammensetzung wird die Stutenmilch hervorragend vom Kleinstkind und Säugling vertragen und leicht verdaut, wohingegen sich die Verabreichung von Kuhmilch an Babys, soweit sie diese überhaupt vertragen, als große Belastung für die Säuglingsniere und den Gesamtorganismus erweisen. Der Mineralstoffgehalt in der Stutenmilch setzt sich aus **20% Kalzium, 15% Phosphor, 12% Kalium, 4% Chlor, 3% Natrium und 2% Magnesium** zusammen. Weiters finden sich **Eisen, Kupfer, Zink, Mangan, Kobalt, Silizium, Aluminium und Titan**. Regelmäßiges Trinken von Stutenmilch garantiert eine ausreichende Zufuhr aller nötigen Wirkstoffe für sämtliche Stoffwechselreaktionen.

Alle nötigen Wirkstoffe für sämtliche Stoffwechselreaktionen!

8.6.1. Calcium

99% des körpereigenen Calciums finden sich in den Knochen, nur etwa 1% im übrigen Gewebe des Organismus. Calcium wirkt als wichtiger biologischer Regulator bei der Erregbarkeit aller Körperzellen, der Entspannung der Muskelzellen, der Sekretation der Drü-

Akut lebenserhaltende Funktion im Blut und im weichen Gewebe

senzellen und hat eine grundlegende Funktion in der Zellteilung und Zelldifferenzierung. Ein ausgewogener Calcium-Blutspiegel ist notwendig, damit die Blutgerinnung funktioniert. Calcium erfüllt im Blut und im weichen Gewebe eine akut lebenserhaltende Funktion. Es gilt als erwiesen, dass jahrelanger Verzehr von säurebildenden Nahrungsmitteln wie Weißmehl und Weißmehlprodukten, sowie ein Übermaß an Fabrikszucker und Süßigkeiten zu Calcium-Mangel-Erscheinungen führt, da Calcium zur Neutralisation der im Übermaß gebildeten Säureschlacken dient. *Rachitis und Osteoporose* sind wohl die bekanntesten Erkrankungen, die durch Calcium-Mangel entstehen. Es kann auch zu einer erhöhten *Erregbarkeit und Krampfneigung (Tetanie)* kommen sowie zu *Herzrhythmusstörungen.*

8.6.2. Phosphor und Phosphate

Transformation, Speicherung und Verwertung zellulärer Energie

Auch Phosphor zählt zu den essentiellen Mengenelementen. Es ist für die Transformation, Speicherung und Verwertung zellulärer Energie, also für den gesamten zellulären Stoffwechsel von wesentlicher Bedeutung und beeinflusst den Säure/Basen-Haushalt innerhalb der Zellen und im Blut.

8.6.3. Kalium

Für den reibungslosen Stoffwechsel innerhalb und außerhalb der Zellen

Kalium zählt zu den essentiellen Mengenelementen und ist für den reibungslosen Stoffwechsel innerhalb und außerhalb der Zellen sowie für die Erregbarkeit der Nerven- und Muskelzellen verantwortlich. Ein Mangel äußert sich durch *Antriebslosigkeit, Erschöpfung, Muskelkrämpfe in der Skelettmuskulatur und Herzrhythmusstörungen* und kann auch zu einer *Peristaltik-Verminderung* und in weiterer Folge zu Stuhlproblemen führen. Kalium und Magnesium stehen zueinander in wechselseitiger Abhängigkeit, daher muss der Ausgleich einer Mangelerscheinung immer durch beide

Mineralien erfolgen. Bei erhöhter Schweißproduktion, etwa nach sportlicher Betätigung, bei andauerndem Durchfall, Missbrauch von Abführmitteln und häufigem Erbrechen (Bulimie), kommt es nicht nur zum Verlust von Kalium, sondern auch von Elektrolyten, Vitaminen, Spurenelementen und sonstigen Nährstoffen.

8.6.4. Magnesium

Auch Magnesium wird zu den essentiellen Mineralstoffen gezählt. Es stabilisiert die Zellmembran, dämpft die Adrenalinsekretation und schützt damit die Herzmuskelzellen vor Stress, senkt den kardialen Sauerstoffverbrauch und beugt Herzrhythmusstörungen vor. Auch der Eiweiß-, Fett-, Haut- und Pigmentstoffwechsel ist magnesiumabhängig. Sogar die Synthese des Erbmaterials DNA und RNA wird beeinflusst. Ein Mangel an Magnesium kann sich in *Lustlosigkeit, Depression, Muskelschwäche, erhöhter Krampfneigung der Muskulatur, rascher Ermüdbarkeit, Bluthochdruck und Herzbeschwerden* äußern. Durch Zugaben von Magnesium kommt es zur Leistungssteigerung, einer Verkürzung der Regenerationszeit und zu besserer Durchblutung gerade bei Schwerarbeitern und Sportlern. Magnesium-Mangel kann sich bei Frauen auch in Form von Menstruationsbeschwerden äußern. Weitere Folgen können sein: *Konzentrationsstörungen, Übererregbarkeit, Schlaflosigkeit und Depressionen.* Zu finden ist Magnesium in Vollwert-Getreide, in Stutenmilch und in manchen Mineralquellen.

8.6.5. Chlor

Chlor kommt meist in Verbindung mit Natrium in Kochsalz vor und ist ein essentieller Nährstoff. Es findet sich in hoher Konzentration im Gehirn und in der Rückenmarks-Flüssigkeit sowie in den Verdauungssekreten. Chlor oder Chlorid beeinflussen auch verschiedene Regelkreise und wesentlich den Säure/Basen-Haushalt. Als

Wesentliche Beeinflussung des Säure/Basen-Haushalts

wichtiger Bestandteil der Magensäure entkeimt es den Nahrungsbrei. Kommt es zu einem Verlust von nur 4% des Chloridanteils, entwickeln sich unter zunehmender *Muskelschwäche* lebensbedrohliche Zustände. In Industrienationen ist auf Grund des großzügigen Gebrauches von Kochsalz eher eine Überversorgung zu finden. Der damit verbundene *Bluthochdruck* ist hier weit verbreitet.

8.6.6. Natrium

Blutdruck-senkend!

Natrium ist ein lebensnotwendiger Mineralstoff, der zumeist in Form von Kochsalz zur Verfügung steht. Natrium reguliert die Osmolarität, also den hydraulischen Druck des zellinneren und zelläußeren Milieus. Es hat eine wichtige Funktion im Glucose- und Aminosäurestoffwechsel und übt eine regulierende Wirkung auf den Säure/Basen-Haushalt aus. Natriumchlorid (Kochsalz) führt zu Bluthochdruck, wohingegen Natrium alleine *blutdrucksenkend* wirkt.

8.6.7. Eisen

Regulation des Sauerstofftransports von der Lunge zu den Geweben

Eisen zählt zu den essentiellen Spurenelementen und ist zu ca. 70% Bestandteil des Hämoglobins, des roten Blutfarbstoffes. Es reguliert den Sauerstofftransport von der Lunge zu den Geweben und umgekehrt den Kohlendioxidtransport von den Geweben zur Lunge. Hämoglobin reguliert das Säure/Basen-Verhältnis im Blut. Eisen hat eine wichtige Funktion bei der zellulären Energiegewinnung und Neutralisation von zellschädigenden Radikalen und Peroxiden. Bei latentem Eisen-Mangel versorgt der Körper vorzugsweise lebenswichtige Enzyme mit Eisen und nicht die roten Blutkörperchen. In Folge kommt es zu Symptomen wie *blasser Haut, schneller Ermüdbarkeit, Veränderungen des Verhaltens, Appetitlosigkeit, Reizbarkeit, Kopfschmerzen und Wetterfühligkeit.* Die Haut wird rauher, das Haar brüchig, es entstehen Rillen in den Fingernägeln, Brennen auf der Zunge, im Mund und in den Rachenschleimhäuten. Laut Studien aus Finnland erzielt die Verabreichung hoher Eisen-Mengen gute Ergebnisse im geschwächtem Zustand von *AIDS- und Krebspatienten* (vgl. Fuchs, 2001). Stutenmilch weist einen wesentlich höheren Gehalt an Eisen auf als Muttermilch oder gar Kuhmilch. Das Eisen ist auf Grund der guten Verdaulichkeit der Stutenmilch leicht verfügbar.

8.6.8. Kupfer

Auch Kupfer wird zu den essentiellen Nährstoffen gezählt. Zumindest 11 Enzyme enthalten Kupfer als Bestandteil. 95% des Kupfers befinden sich im Plasma, es spielt eine entscheidende Rolle bei der Hämoglobinbildung. Kupfer wirkt bei Enzymen mit, die eine stark entzündungshemmende Eigenschaft haben. Regulierend greift Kupfer in den Schilddrüsen-Stoffwechsel ein. Bei der Produktion von Immunglobulinen ist Kupfer ebenfalls beteiligt. Eine Kupfer-Unterversorgung begünstigt *Osteoporose* und zeigt sich weiters in einer *Verhärtung des Bindegewebes, Morgensteifheit und eingeschränkter Elastizität, Veränderungen im Skelett, Durchfall und Herzrhythmusstörungen.* Dermatologisch und kosmetisch hat Kupfer eine wichtige Funktion, indem es die Elastizität von Blutgefäßen und Bindegewebe fördert und den Stoffwechsel in den Hautpigmenten reguliert. Auch eine *Schilddrüsenunterfunktion* kann auf ein Kupfer-Defizit zurückzuführen sein. Unkontrollierte und zu hohe Kupfer-Zugaben können unter Umständen eher schaden als nützen. In der Stutenmilch findet sich Kupfer in einer ausreichend und für den Körper leicht verfügbaren Art und Menge, ähnlich wie in der Muttermilch. Der Anteil liegt etwa fünfmal höher als bei der Kuhmilch.

In der Stutenmilch findet sich Kupfer in einer ausreichend und für den Körper leicht verfügbaren Art und Menge.

8.6.9. Zink

Auch Zink gehört zu den essentiellen Spurenelementen und ist in mehr als 200 Enzymen enthalten. Zink wird für das Wachstum

Zink wird für das Wachstum und die Differenzierung der Körperzellen benötigt.

und die Differenzierung der Körperzellen benötigt. Es ist Bestandteil des Zink-Insulin-Komplexes der Bauchspeicheldrüse und reguliert den Blutzuckerspiegel. Wachstums- und Sexualhormone, weiters die *DNS* und die *RNS* sowie die Antikörper-Produktion, die Entgiftung und der Abbau von alkoholischen Verbindungen und toxischen Schwermetallen sowie die Thymusdrüsenfunktion sind ebenfalls Zink-abhängig. Ein Zink-Defizit kann sich als *Nachtblindheit, verminderte Wundheilung, Verlust der Haare, verzögerte sexuelle Entwicklung, mangelnde Libido, Infertilität, Impotenz und Geschmacksempfindungsreduktion* auswirken. Regel- bzw. übermäßiger Alkoholkonsum führt unweigerlich zu Zinkverminderung in der Leber und Bauchspeicheldrüse. Gerade bei Erkrankungen dieser Art können Zink-Gaben die Sterblichkeitsrate signifikant senken. Bei *Psoriasis* konnte ebenfalls ein Zink-Mangel nachgewiesen werden. Schwerer Zink-Mangel zeigt sich durch *ausgeprägte Antriebslosigkeit und depressive Stimmungslage* und kann zu *Apathie, Psychosen und Schizophrenie* führen. *Acrodermatitis*, die auf Zink-Mangel beruht, wurde mit Mutter- und Stutenmilch erfolgreich behandelt, wohingegen dies durch Kuhmilch nicht erreicht werden konnte. Zink-Zufuhr mittels Stutenmilch wirkte sich hervorragend aus bei *Morbus Crohn, Kurzdarmsyndrom, Zöliakie, Pankreasinsuffienz, Mucoviscidose und Sichelzellenanämie*. Fleisch, Nüsse, Weizenkeime, Bierhefe und Stutenmilch enthalten Zink in einer leicht verfügbaren und ausreichenden Form.

8.6.10. Mangan

Knochenbildungsstimulierend

Mangan zählt zu den essentiellen Spurenelementen und ist Knorpel- und Knochenbildungsstimulierend. Als Bestandteil eines Enzyms spielt es eine wichtige Rolle im Aminosäuren-Stoffwechsel. Niedrige Mangan-Gehalte werden oft in den *osteoporotischen*

Knochen festgestellt. Bei *Epileptikern* wird Mangan-Mangel als Ursache vermutet. Das gleiche trifft auch auf *Schizophrenie* zu. Weiters können Mangelerscheinungen auch zu *Wachstumsverzögerung, Skelettveränderungen und schweren neurologische Störungen* nach der Geburt führen. Vollgetreide und Stutenmilch sind wiederum gute Mangan-Lieferanten.

8.6.11. Kobalt

Wie Eisen und Nickel ist auch Kobalt ein essentielles Spurenelement und Bestandteil von Vitamin B12. Damit wirkt es auf den Fettsäure- und Aminosäure-Stoffwechsel ein. Es findet sich in Fleisch und Thymianblättern. Der Gehalt an Kobalt in der Muttermilch ist etwa 20 mal höher als in Kuhmilch, jedoch mit Abstand am höchsten in der Stutenmilch. Die Beschaffenheit des Bodens, auf dem die Stuten weiden, wirkt sich unterschiedlich auf die Menge an Kobalt in der Milch aus.

8.6.12. Silizium

Silizium oder auch Kieselerde genannt ist wesentlich am Verkalkungsprozess der Knochen beteiligt. Echte Silizium-Mängel wurden noch nicht beim Menschen festgestellt, führen aber bei Tieren zu eingeschränkter Knorpel- und Knochenbildung, vorzeitigem Altern der Blutgefäße und der Haut. Bei *Neurodermitis* lässt sich ein Silizium-Mangel nachweisen. Es findet sich in Getreide, Früchten und in der Stutenmilch.

Nachweisbarer Silizium-Mangel bei Neurodermitis

8.6.13. Jod

Über die Höhe des Jod in der Stutenmilch gibt es nur unzureichende Erkenntnisse, da das Vorkommen von Jod sehr von der Gegend abhängig ist. Der Gehalt an Jod ist also großen Schwankungen unterworfen.

8.6.14. Selen

Selen ist zur Lebenserhaltung sehr wichtig und dient der Neutralisation von zellschädigendem Wasserstoffperoxyd. Eine Schädigung von Zellmembranen führt zu genetischen Schäden der Erbanlage und zu einem frühzeitigen Zelltod. Selen ist ein wichtiger Oxidationsschutz für die roten Blutkörperchen, die Immunzellen, die Blutplättchen, für den Leberstoffwechsel und den Stoffwechsel der Augenlinse. Es ist also praktisch in allen Körpergeweben enthalten. In Selen-Mangelgebieten Chinas kommt es häufig zu *Herzschwäche und vermehrtem Herzinfarkt* (vgl. Fuchs, 2001). *Stoffwechselstörungen der Leber* gehen auch oft mit Selen-Mangel einher. Besonders bei einer Alkohol-Leber ist der Selen-Gehalt stark reduziert. Das Gleiche trifft häufig auf Raucher zu. Selen-Mangel führt zu *Fertilität und verminderter Spermienmobilität* und wurde auch bei an *Arthritis erkrankten Personen mit degenerativen Gelenksveränderungen* festgestellt. Selen wird seit Jahren mit Erfolg in *Krebstherapien* eingesetzt, weil es indirekt die Bildung langlebiger, kanzerogener Aldehyde verhindert. Man bringt Selen-Mangel auch mit dem *plötzlichen Kindstod* in Verbindung. In Nüssen und in der Stutenmilch findet sich Selen dann, wenn auch im Boden Selen vorhanden ist.

Selen-Einsatz bei Krebstherapien

8.6.15. Chrom

Hierbei handelt es sich um ein lebensnotwendiges Spurenelement, das die Glucose-Verwertung und die Cholesterin-Synthese in der Leber, aber auch den gesamten Cholesterinspiegel steuert. Mangelhafte Zufuhr führt zu *Glucoseintoleranz und Arteriosklerose*. Auch die blutzuckersenkende Wirkung des Insulins ist chromabhängig. Chrom-Zufuhr verbessert die Umwandlung von Körperfett in Muskelmasse. Weißmehl und zuckerhaltige Nahrungsmittel können einen Chrom-Mangel verursachen, der durch vollwertige

Verbesserung der Umwandlung von Körperfett in Muskelmasse

Lebensmittel und die Zufuhr von Stutenmilch wieder ausgeglichen werden kann.

8.6.16. Molybdän

Dieses essentielle Spurenelement finden wir in den Knochen und in der Leber. Es steuert die Freisetzung von Eisen und, als Bestandteil eines Enzyms, den Abbau von Purinen zu Harnsäure. Daher wird ein *Harnsäureanstieg im Körper (Gicht)* in Zusammenhang mit Molybdän gebracht. Molybdän hat also eine wichtige *Entgiftungsfunktion* und wirkt als *wirksamer Schutzmechanismus gegen hoch reaktive Superoxid-Radikale*. Die Fluorid-Resorption wird ebenfalls durch Molybdän beeinflusst. Fluorid aktiviert die knochenbildenden Zellen, härtet die Zähne und macht sie säureresistent. Damit nimmt die Kariesneigung ab. Die Leber reagiert auf Molybdän-Mangel mit verminderter Entgiftung von Alkohol und organischen Schadstoffen. Molybdän spielt auch bei der Verwertung von Eiweiß, Fett und Kohlehydraten eine Rolle, führt zu einer Stabilisierung des Blutzuckerspiegels und mobilisiert Energiereserven in der Skelettmuskulatur. Im Trinkwasser fördert es die Resorption von Fluorid. Entkeimtes Getreide weist kaum noch Molybdän auf, es kommt lediglich in Vollgetreide und in der Stutenmilch vor.

Wichtige Entgiftungsfunktion!

8.6.17. Aluminium

Aluminium wird von uns durch die Luft, durch Wasser, Nahrungsmittel und Arzneimittel aufgenommen. Es scheint nach derzeitigem Wissensstand im Körper keine große biologische Bedeutung zu haben und ist somit auch kein essentielles Spurenelement. Was künftige Untersuchungen noch bringen, bleibt abzuwarten, da im Moment eine mehr als ausreichende Versorgung mit Aluminium vorhanden ist und keine echten Mangelerscheinungen feststellbar sind. Bei gesunden Menschen wirkt sich die 100-fache Menge der täglich empfoh-

Zu hoher Aluminiumspiegel oft bei Parkinson und Alzheimer

lenen Verzehrsempfehlung an Alu nicht negativ aus, da die gesunde Niere das Übermaß wieder ausscheidet. Ist die Niere erkrankt, so hat das gesundheitsschädigende Auswirkungen. Ein zu hoher Aluminiumspiegel wird oft bei *Parkinson und Alzheimer* beobachtet.

8.6.18 Titan

Titan ist ein absolut korrosionsbeständiges Material, das auch in der High-Tech (z.B. in der Raumfahrttechnik) Verwendung findet. Dieses silberweiße, hochwertige Metall wird aber auch in der Medizin (Implantologie) eingesetzt. Da Titan nicht korrodiert, nicht zerkratzt und nicht ermüdet, ist es nahezu unzerstörbar und unvergänglich. Es ist für den menschlichen Organismus nicht essentiell und ungiftig. Eine Titan-Überversorgung verursacht Appetitlosigkeit. Äußerlich wird Titan bei *tuberkulösen Prozessen, Hauterkrankungen und Nasenkatarrhen* verwendet. Auch Äpfel enthalten neben der Stutenmilch das Immunsystem-stärkende Titan.

8.7. Vitamine

Ohne Vitamine wären keine Lebensvorgänge möglich.

Vitamine können vom Körper selbst nicht aufgebaut werden und müssen daher täglich in genügenden Mengen zugeführt werden. Sie wirken als Katalysatoren und Aktivatoren im Stoffwechsel und sind ebenfalls für alle Lebensvorgänge unersetzbar. Ein Mangel wirkt sich drastisch aus und führt zu den bekannten charakteristischen Krankheiten. Ohne Vitamine wären keine Lebensvorgänge möglich. Leider mangelt es unserer Nahrung oft daran. In der Stutenmilch finden sich alle essentiellen Vitamine und Vitalstoffe.

8.7.1. Vitamin A (Retinol, Retinal oder Retinsäure)

Beugt Nachtblindheit vor

Vitamin A ist zu 90% beim Menschen in der Leber zu finden. Es beugt Nachtblindheit vor und schützt Aufbau und Funktion der

Haut und Schleimhäute. Es hat auch beim Zellauf- und Zellabbau, sowie in der Gen-Aktivität eine regulierende Wirkung. Es beschleunigt den Reifungsprozess von Ei- und Samenzelle und ist indirekt am Schilddrüsen-Stoffwechsel beteiligt. Mangelerscheinungen sind: *verzögerte Heilungsphase nach Verletzungen, Eintrocknen und Verhornen der Schleimhäute, Akne, Verkümmerung der Darmschleimhäute, Austrocknung des Bindegewebes und der Hornhaut des Auges, Hörstörungen und herabgesetzte Geruchs- und Geschmacksempfindlichkeit.* Bei Kindern kommt es zu *Wachstums- und Zahnungs-Störungen.* Beim Erwachsenen äußert sich Vitamin A-Mangel durch *vermehrte Produktion von unausgereiften Ei- und Samenzellen,* sowie eine *erhöhte Infektanfälligkeit.* Der Vitamin A-Gehalt in der Stutenmilch ist im Mai und Juni durch saftige Wiesen und tägliche Weidegänge am höchsten und liegt bei 0,8 Milligramm pro Liter. Vitamin A reagiert empfindlich auf Luft, Licht und Wärme. Daher ist ein sorgsamer Umgang mit der Stutenmilch unerlässlich.

8.7.2. Vitamin B

Der gesamte Vitamin B-Komplex ist in einer hohen Menge in der Stutenmilch enthalten und unerlässlich für den Stoffwechsel.

8.7.2.1. Vitamin B1 (Thiamin)

Nervenschutz-vitamin

Vitamin B1 ist ein wasserlösliches Nervenschutzvitamin und in der Herz- und Skelettmuskulatur, in Niere, Leber und Gehirn zu finden. Thiamin wirkt beim Glucose-Abbau mit und ist wahrscheinlich für die Erregbarkeit der Nervenzellen verantwortlich. Es hat einen schmerzstillenden Effekt, stimuliert das Zentralnervensystem und ist Bestandteil wichtiger Schlüsselenzyme. Durch Alkoholkonsum und den Konsum von raffinierten Kohlehydraten, wie z.B. Weißmehl, kommt es zu einem vermehrten Verbrauch und damit oft zu Mangelerscheinungen. Diese können sich äußern als *verstärkte*

Wasseransammlung im Gesicht und am Körper (Ödembildung), Doppeltsehen, Gedächtnisstörungen, Muskelschwäche und Nervenentzündungen, Störungen des Herz/Kreislaufsystems, Sensibilitätsstörungen an Händen und Füßen, Müdigkeit, Konzentrationsmangel, verminderte Merkfähigkeit, Depressionen, Taubheit, Anämie, erhöhte Reizbarkeit und Angstzustände. Getreidekeimlinge und Nüsse gelten als Thiamin-Spender. Thiamin kann aber auch durch die Darmbakterien zum Teil selbst hergestellt werden. In 100 ml Stutenmilch sind ca. 290 Mikrogramm Vitamin B1 enthalten.

8.7.2.2. Vitamin B2 (Riboflavin)

Indirekte Beeinflussung des Immunstoffwechsels

Vitamin B2 fördert das Wachstum und die Zunahme des Körpergewichtes. Als Coenzym reguliert es den Abbau von Purinen zu Harnsäure und beeinflusst indirekt den Immunstoffwechsel. Ein Mangel zeigt sich durch *Hautentzündungen, Juckreiz, Linsentrübung und damit reduzierte Sehschärfe, gesteigerte Müdigkeit, Arbeitsunlust, Taubheitsgefühl und Störungen des Eisenstoffwechsels.* Besonders hoch ist der Riboflavin-Gehalt in Milch und Vollwert-Getreide. Riboflavin ist zwar hitzebeständig, zerfällt aber in wenigen Stunden bei Sonnenlicht. Daher ist eine lichtundurchlässige Verpackung der Nahrungsmittel äußerst wichtig. In 100 ml Stutenmilch sind ca. 260 Mikrogramm Vitamin B2 enthalten.

8.7.2.3. Vitamin B3 (Niacin)

Bedeutend für den Stoffwechsel von Kohlehydraten und Zucker

Wie alle Vitamine des B-Komplexes hat Niacin eine Bedeutung im Stoffwechsel von Kohlehydraten und Zucker. In der Leber fördert es die Entgiftungskapazität gegenüber Alkohol, Pestiziden, Medikamenten und organischen Schadstoffen. Die klassische Niacin-Mangelerkrankung ist *Pellegra*, die sich in *Dermatitis, Diarrhöe und Demenz* äußert. *Appetitlosigkeit, Brennen im Mund- und Rachenraum, Neigung zu Erbrechen, Verstopfung und Durchfall,*

Müdigkeit, Gereiztheit, Schlaflosigkeit, Angstzustände und Psychosen können ebenfalls die Folge von Vitamin B3-Mangel sein. Große Mengen sind in der Tierleber und der Milch enthalten. Niacin ist sehr beständig gegenüber Hitze, Licht und Oxydation, geht allerdings auf Grund der Wasserlöslichkeit in Kochwasser verloren.

8.7.2.4. Vitamin B6 (Pyridoxin oder Nikotinsäure)

Vitamin B6 ist ein Coenzym für mehr als 200 verschiedene Enzyme und fördert die Verhaltenssensibilisierung und das Lernen, aber auch den Leberstoffwechsel und den Entgiftungsprozess bei Belastungen durch Viren, Bakterien und Medikamente. Dermatologisch kann sich ein Mangel durch *Entzündungen der Mundschleimhaut und der Lippen* äußern. Er führt auch zu einer *erhöhten Reizbarkeit, Schlaflosigkeit, Angstzuständen und Depressionen.* Vitamin B6-Gaben wirken daher lindernd bei *depressiven und aggressiven Verstimmungen, Ödemen und Spannungen im Brustbereich.* Ein regelmäßiger Konsum an Alkohol, östrogenhaltigen Medikamenten, Tuberkulose-Arzneien und zu lange UV-Bestrahlungen erhöhen den Pyridoxin-Bedarf ernorm. Nüsse, Getreide und Stutenmilch enthalten reichlich Vitamin B6. Es ist zwar weitgehend hitzestabil, dennoch kann regelmäßig stark erhitzte Säuglingsmilch-Nahrung zu schweren Mangelerscheinungen führen. In 100 ml Stutenmilch sind ca. 300 Mikrogramm Vitamin B6 enthalten.

Linderung bei depressiven und aggressiven Verstimmungen, Ödemen und Spannungen im Brustbereich

8.7.2.5. Biotin (Vitamin B7, oder auch Vitamin H)

Biotin ist ein wasserlösliches B-Vitamin. Vier Enzyme sind biotinabhängig. Die Neubildung von körpereigenen Glucosen, Fettsäuren und der Abbau von Aminosäuren zählen zu den Aufgabenbereichen. Mangelerscheinungen sind selten, können sich aber in *dermatologischen Störungen, Depressionen, Panikattacken, Haarausfall, brüchigen Fingernägeln, Muskelschmerzen und starkem Gewichtsver-*

Aufgabenbereiche: Neubildung von körpereigenen Glucosen, Fettsäuren und der Abbau von Aminosäuren

lust äußern. Biotin-Mangel wird auch mit dem *plötzlichen Kindstod* in Verbindung gebracht. Vitamin B7 ist in Innereien, Haferflocken und in der Stutenmilch zu finden. Anders als die meisten Vitamine ist es relativ stabil gegen Licht, Luft und Wärme. Der Anteil in der Muttermilch ist für den Säugling etwas zu niedrig, die Stutenmilch jedoch deckt den Bedarf mehr als genügend ab.

8.7.2.6. Vitamin B12 (Cobalamin)

In einem viertel Liter Stutenmilch sind 3 Mikrogramm des Vitamins B12 enthalten. Es hat Einfluss auf den Fett- und Kohlehydratstoffwechsel, den Eiweißaufbau, die Blutbildung und das Nervengewebe. 95% des Cobalamins sind im Milcheiweiß gebunden und werden in der Leber gespeichert. Vitamin B12 reguliert auch die Eiweiß-Verwertung und erfüllt eine wichtige Funktion im Immunstoffwechsel. Krankheiten wie *Zöliakie* können zu einer Cobalamin-Unterversorgung führen. Ein Mangel äußert sich durch *blasse Hautfarbe, Entzündung der Zungenschleimhaut, Konzentrationsstörungen, rasche Ermüdung und ein allgemeines Schwächegefühl.* Im Nervensystem kann ein Mangel *Verwirrtheit, Gedächtnisstörungen und Apathien* auslösen. Vitamin B12-Unterversorgung gilt als Risikofaktor für *Arteriosklerose, Bluthochdruck, Herzinfarkt und Apoplexie.* Beim gesunden Menschen wird Cobalamin in einer intakten Darmflora im Dickdarm gebildet. Der Bedarf wird mit Stutenmilch gut abgedeckt.

Vitamin B12-Unterversorgung gilt als Risikofaktor für Arteriosklerose, Bluthochdruck, Herzinfarkt und Apoplexie.

8.7.2.7. Vitamin B13

Vitamin B13 wird auch als Molkensäure oder Orotsäure bezeichnet. Sie wirkt beim Aufbau der *DNS* und der *RNS* mit und zeigt gerade bei Kindern wachstumsfördernde Effekte, da sie die Zellteilung und Zelldifferenzierung im heranwachsenden Organismus anregt. Orotsäure hat sich als wirksames Lebertherapeutikum durch eine *hepatitische Entgiftungsleistung* erwiesen. Es stimuliert das Wachstum verschiedener Darmbakterien, wie z.B. Laktobazillus bulgaris, und fördert den Stoffwechsel einer gesunden Darmflora. Eine Blockade der Orotsäure bringt den gesamten Stoffwechsel zum Erliegen. In der Muttermilch findet sich keine Orotsäure, in der Stutenmilch aber sehr wohl. Die Konzentration ist deutlich höher als in der Kuhmilch.

Eine Blockade der Orotsäure bringt den gesamten Stoffwechsel zum Erliegen.

8.7.3. Vitamin C (Ascorbinsäure)

Der Ascorbinsäure-Gehalt der Stutenmilch ist bedeutend höher als bei Obst und Gemüse. Er ist auch deutlich höher als bei Muttermilch (doppelt so hoch) und Kuhmilch (10-fach). Das Pferd ist in der Lage, den Vitamin C-Gehalt der Milch unabhängig von der Fütterung auf einem hohen Niveau zu erhalten, da es die Fähigkeit besitzt, selbst Vitamin C zu synthetisieren. Diese Eigenschaft zeigt sich auch in der hohen Resistenz der Pferde gegenüber *Tuberkulose*. Vitamin C gilt als Aktivator für den gesamten Stoffwechsel, hat aber keine spezifische enzymatische Wirkform. Es hat Einfluss auf *Immunsystem und Abwehrkraft*, sowie auf den *Aufbau von Gewebe, Blut und Knochen* und erfüllt eine wichtige *Schutzfunktion* vor der oxidativen Zerstörung durch Radikale und Peroxide. Diese Aufbau- und Schutzfunktion ist von großer Bedeutung in der *Wundheilung* und *nach Verbrennungen*. Ascorbinsäure führt zur *Verminderung der Reizbarkeit des Nervensystems, Steigerung des Blutgerinnungsvermögens, Hemmung von allergischen Reaktionen* sowie einer *verbesserten Entgiftung von Schwermetallen*. Skorbut, eine klassische Vitamin C-Mangel Erkrankung, gibt es ja praktisch nicht mehr, aber gerade bei *verminderter Leistungsfähigkeit, Müdigkeit und unnatürlich großem Schlafbedürfnis, Reizbarkeit sowie Schmerzen in Gelenken und Gliedern* wird oft ein Vitamin C-Mangel nachgewiesen. Eine günstige Wirkung

Hoher Vitamin C-Gehalt in der Stutenmilch!

zeigt Vitamin C bei *Tuberkuloseerkrankungen.* Ebenso verhält es sich bei einem *geschwächtem Immunsystem.*

8.7.4. Vitamin D (Calciferol)

Vitamin D ist ein fettlösliches Vitamin und auf Grund des geringen Fettgehaltes in der Stutenmilch kaum enthalten. Die Konzentration ist jedoch höher, wenn die Stuten regelmäßiger Sonnenbestrahlung bei Weidegängen ausgesetzt sind. Calciferol gehört auch zu den Hormonen. Es kann durch tägliche UV-Strahlung (10-15 Minuten Sonnenlicht auf Gesicht, Arme und Hände) vom Organismus selbst gebildet werden. Es steuert die Hormonbildung in der Schilddrüse und in der Nebenschilddrüse. Damit reguliert es die Freisetzung des Calciums aus den Knochen (antirachitisch) und trägt zur normalen Knochenmineralisation bei. Steht durch die Nahrung zuwenig Calcium zur Verfügung, holt das Vitamin D Calcium aus den Knochen, um den Blutspiegel aufrechtzuerhalten. Infolge dessen kann es zu rachitischen Erscheinungsformen kommen, wie *Deformierung der Wirbelsäule, Spontanbrüchen* oder *Kopfschmerzen.* Weitere Mangelerscheinungen können auftreten als *erhöhte Krampfneigung und Reizbarkeit im Nervensystem, Muskelkrämpfe und gesteigerte Schreckhaftigkeit.* Auch *Immunstörungen* und bei Kindern *unterentwickelte Knochen und Zähne* können auf einen Vitamin D-Mangel zurückgehen. Für die Bildung von körpereigenem Calciferol sind die Organe Leber und Niere verantwortlich. Bei Organschäden kommt es daher leicht zu einer Vitamin D-Unterversorgung.

Durch tägliche UV-Strahlung vom Organismus selbst gebildet

8.7.5. Vitamin E (Tocopherol)

Tocopherol ist ein Sammelbegriff für acht verschiedene Vitamine. Natürliches Vitamin E ist rechtsdrehend, synthetisches hingegen linksdrehend und damit weniger wertvoll für den Organismus.

Dieses essentielle, fettlösliche Vitamin hat wichtige antioxidative Eigenschaften und ist auf Grund seiner Fettlöslichkeit vorwiegend in ungesättigten Fettsäuren zu finden. Es ist ein Schutzvitamin für andere Vitamine und Hormone. Die Widerstandskraft der roten Blutkörperchen wird erhöht und Aufbau und Funktion von Keimdrüsen und Geschlechtshormonen wird angeregt. Weiters spielt es eine Rolle beim Elektronentransport, der Enzym- und Gen-Regulation, ebenfalls steuert es auch die Differenzierung und Anpassung verschiedenster Körperzellen und wirkt cholesterinsenkend. Tocopherol ist Bestandteil von 144 verschiedenen Enzymen. Ein Mangel führt zu vermehrten oxidativen *Zerfall der Körperzellen*, begünstigt *Arteriosklerose, Arthrose, Rheuma, Polyarthritis, Herzerkrankungen und Krebs.* Vitamin E dient zur Stärkung der Herz- und Skelettmuskulatur und der Nebennieren und beseitigt Fertilitäts- und Fruchtbarkeitsstörungen. Es kommt in pflanzlichen Lebensmitteln, Palmöl, Olivenöl und in der Stutenmilch vor. Wichtig für die Bildung von Vitamin E in der Stutenmilch ist auch hier ein regelmäßiger Weidegang. Bei reiner Kuhmilch-Ernährung im Säuglingsalter kann es zu einer Vitamin E-Unterversorgung kommen. Stutenmilch enthält etwa die zehnfache Menge an Tocopherol im Vergleich zur Kuhmilch, dieser Wert ist jedoch stark fütterungsabhängig.

Stärkung der Herz- und Skelettmuskulatur und der Nebennieren und Beseitigung von Fertilitäts- und Fruchtbarkeitsstörungen

8.7.6. Pantothensäure

Pnatothensäure zählt zum Vitamin B-Komplex und dient zur Verstoffwechslung von Eiweiß, Fett und Kohlehydraten. Es hat eine zentrale Funktion in der Biosynthese aller Organzellen und spielt eine Schlüsselrolle beim Hämoglobinaufbau, sowie im Gallensäuren- und Benzoesäurenabbau. Ein Mangel kann zu *Wachstumshemmung, Degeneration des Nervensystems, Leberverfettung, Funktionseinschränkung der Nebennierenrinde, Entzündungen des Magen/Darm-*

Schlüsselrolle beim Hämoglobinaufbau

Kanals, Bronchialkatarrhen, Heuschnupfen, schlecht heilenden Wunden, Störung der Fortpflanzung, Müdigkeit, Abgeschlagenheit, Taubheitsgefühl, Dermatitis und Depigmentierung der Haut bis hin zu *Persönlichkeitsveränderung* führen. Bei Dauerstress und gesteigertem Alkoholkonsum kommt es zu größeren Pantothensäure-Defiziten, was relativ häufig auftritt, durch eine Behandlung aber ausgeglichen werden kann.

8.7.7. Vitamin K (Phyllochinon, Phytomenadion)

Vitamin K regelt die Knochenmineralisation bzw. den Knochenstoffwechsel und kann krebsvorbeugend wirken.

Vitamin K hat blutungsstillende Eigenschaften, weil es die Bildung von Blutgerinnungsfaktoren reguliert. Vitamin K regelt die Knochenmineralisation bzw. den Knochenstoffwechsel und kann krebsvorbeugend wirken. Ein Mangel zeigt sich durch *erhöhte Blutungsneigung bei Verletzungen, Fettresorptions- und Leberfunktionsstörungen, Erbrechen (Bulimie) und chronischen Darmstörungen (Morbus Crohn).* Latenter Mangel führt zum komplexen Erscheinungsbild der *Osteoporose.* Vor allem grüne Pflanzen wie Spinat sind reich an Vitamin K, aber der Körper kann einen Teil auch selbst mit Hilfe von Laktobazillus Acidophilus bilden. Stutenmilch enthält das rund 10-fache an Vitamin K im Vergleich zur Muttermilch.

8.7.8. Folsäure (Vitamin M)

Folsäure ist bei der Bildung der DNS bzw. RNS und der Neubildung von Neurotransmittern beteiligt. Bei Folsäure-Mangel kommt es zur *Einschränkung der Methionin-Synthese und der Zellteilung, gealterten Hautzellen und neurologischen Störungen.* Dabei kann eine vermehrte Ansammlung von weißen Blutkörperchen im Blut auftreten. Folsäure-Mangel wird auch als Risikofaktor für *Arteriosklerose, Herzinfarkt, und Gehirnschlag* gesehen. Vitamin M ist besonders für Schwangere wichtig, da ein Mangel eventuell zu

Missbildungen des Neugeborenen führen kann. Ebenso bedingt ein Vitamin M-Mangel die *Herabsetzung der Bildung von Antikörpern und eine Fortpflanzungsstörung, psychische Störungen und Depressionen.* Auch *Veränderungen der Schleimhäute und Haarausfall* treten vermehrt auf. Haferflocken, Spinat und Stutenmilch decken den Bedarf mehr als ausreichend, der sich besonders bei schwangeren und stillenden Frauen vergrößert, sowie bei Einnahme der „Pille". Durch regelmäßige Weidegänge der Tiere erhöht sich der Folsäure-Gehalt in der Stutenmilch. Folsäure-Mangel wurde bei kuhmilchgefütterten Säuglingen und bei Erwachsenen, die sich überwiegend von Kochkost ernähren, festgestellt.

Folsäure-Mangel bei kuhmilchgefütterten Säuglingen und bei Erwachsenen, die sich überwiegend von Kochkost ernähren

8.7.9. Carnitin (Vitamin T)

Carnitin dient zur Verbesserung des Energiestoffwechsels der Zelle, der Stärkung der Herz- und Skelettmuskulatur, fördert den Abbau von oxidativem Blutzucker und die Herzarbeit. In den USA wird Carnitin als „Fatburner" bei Schlankheitskuren verwendet. Ein Mangel verursacht einen *Enzymdefekt der Leber* und kann unbehandelt zum Tod führen. Verabreichungen von Carnitin verbessern nicht nur die Leberfunktion, sondern auch die kardiale Belastungstoleranz (Herzfunktionen). Carnitin kommt vor allem in Äpfeln, Birnen und Stutenmilch vor.

8.7.10. Zitronensäure (Citrat)

Zitronensäure ist die Ausgangssubstanz für Aromasubstanzen in gesäuerten Milchprodukten und wird schnell verstoffwechselt. Citrat verbessert die Knochenmineralisation und ist Wachstumsstimulierend. Der Durchschnittsgehalt in der Stutenmilch liegt bei 0,133%. Die Menge ist abhängig vom Protein- und Carotin-Gehalt des Futters.

8.8. Fermente und Enzyme

Beschleunigung und Optimierung der Reaktionen

Auch Fermente und Enzyme sind für unseren Stoffwechsel essentiell. Sie beschleunigen und optimieren Reaktionen. In der Stuten- und Muttermilch sind viele Fermente enthalten, die eine heilende Wirkung und eine gute Verdaulichkeit unterstützen. Sie sind für die Haltbarkeit und Qualität der Milch verantwortlich. Jedes Geschehen in unserem Stoffwechsel wird erst durch die Enzyme ermöglicht. Die Aufschließung der Nahrung beginnt schon im Mund durch die *Amylasen*, setzt sich im Magen durch *Pepsin* und *Kathepsin* fort, im Dünndarm mit Hilfe von *Verdauungsenzymen* aus Galle und Bauchspeicheldrüse und im Dickdarm in der Ballaststoffverdauung durch *bakterielle Enzyme*. Der Auf-, Um- und Abbau jedes Nährstoffmoleküls, jedes Zellbestandteiles, unserer Hormone, des Cholesterins, der Triglyceride und der Bluteiweiße – praktisch alle Abläufe in unserem Körper werden durch die Enzyme geregelt. Enzyme sind kugelförmige Eiweißmoleküle, wobei manche ganz spezifisch wirken und andere wieder multifunktionell. Auf Grund des Zusammenwirkens des Enzym-Komplexes ist eine ausgewogene, gesunde Ernährung unerlässlich. Immerhin werden 30% der Enzyme aus der Nahrung unaufgeschlossen direkt vom Organismus resorbiert.

Man findet in der Stutenmilch Fermente wie *Lipase, Diastase, Lysozym, Katalase, Peroxydase und Phosphatase*. Der langjährige Chefarzt der renommierten Schwarzwald Privatklinik Obertal und mehrfacher Buchautor Hermann Geesing empfiehlt die Einnahme von Enzymen zum *Aufbau von Immunabwehr, Verbesserung der Wundheilung, Linderung bei Muskelkater und Muskelschmerzen, bei offenen Beinen, zur Arteriosklerose-Behandlung, Regulierung der Blutgerinnung, bei Multiple Sklerose, bei Rheuma und Krebs.*

Lipase ist Serum- und Gallensalz-stimulierend und spaltet Fett in Glycerin und Fettsäuren. Dieses Enzym ist für das „Ranzigwerden" des Milchfettes verantwortlich. Die Tätigkeit der Lipase in der Stutenmilch ist äußerst hoch, das erklärt auch, warum unbehandelte Stutenmilch maximal einen Tag hält.

Diastase dient zum Spalten von Stärke.

Diastase, auch Amylase genannt, dient zum Spalten von Stärke, also von Polysaccachariden bis zu Maltose. Dieses Enzym kommt in der Muttermilch und in der Stutenmilch etwa gleich viel vor. Kuhmilch enthält nur 3% der Menge, die in der Muttermilch vorkommt.

Lysozym in der Stutenmilch ist 4.000-mal höher als in Kuhmilch.

Lysozym ist in der Kuhmilch nur in Spuren zu finden. Es kommt in vielen menschlichen Körperflüssigkeiten vor und bildet einen wichtigen Schutzfaktor gegen Infektionskrankheiten. Lysozym erhöht den Laktobazillus bifidus und vermindert E.-coli. Der Gehalt an Lysozym in der Muttermilch und in Stutenmilch ist etwa gleich, jedoch ca. 4.000-mal höher als in Kuhmilch. Es ist stabil gegenüber Hitze, verliert aber schnell seine Wirkung in Kunststoff-Flaschen. Interessanterweise war bei Versuchen mit 6-Monate alter und bei -20° C gefrorener Stutenmilch kein Aktivitätsverlust feststellbar (vgl. Bühlbäcker, 1996).

Katalase fördert die Aufspaltung der Wasserstoffperoxyde in Wasserstoff und Sauerstoff, d.h. es beschleunigt die Sauerstofffreisetzung im Stoffwechselabbau.

Peroxydase hat die Fähigkeit, Sauerstoff auf andere Stoffe zu übertragen, die oxidiert werden sollen, dadurch wird der Verbrennungsvorgang der Stoffwechselprodukte beschleunigt.

Bei **Phosphatase** handelt es sich um ein Enzym zur Spaltung organischer Phosphorsäure in deren Komponenten, die zu so genanntem

„Ester" verseifen. Im Blut kommt es als saure und alkalische Phosphatase vor.

8.9. Hormone und hormonähnliche Substanzen

In der Butter ist sehr viel **Progesteron** zu finden. Der Gehalt in der Stutenmilch gibt Aufschluss über den Zeitpunkt der Fruchtbarkeit und eine bestehende Trächtigkeit.

Sexual-Hormon

Östrogen ist ein Sexual-Hormon, das den Stoffwechsel der weiblichen Geschlechtsorgane, der Brustdrüse und bestimmter Abschnitte im Zentralnervensystem steuert. Es stimuliert auch die Leber. Östrogen werden antibakterielle, antivirale und fungizide Eigenschaften nachgesagt.

Muttermilch und Stutenmilch enthalten **Nucleinsäure** in Form von Ribonucleinsäure (RNS) und Desoxyribonucleinsäure (DNS) in drei- bis fünffach höherer Konzentration als Kuhmilch. Fleisch enthält zwar noch mehr Nucleinsäure, doch eine zu große Menge verursacht vermehrte Harnsäurebildung, welche zu Harnstein und Gicht führen kann. Der Gehalt an DNS ist in der Stutenmilch am höchsten.

8.10. Fremdstoffe

Die Menge der Fremdstoffe in der Stutenmilch ist stark abhängig von der Schadstoffbelastung des Futters für die Pferde. In Großstädten, neben Autobahnen und Fabriken ist natürlich die Insektizid-, Pestizid- und Schwermetallbelastung erhöht. Der Fremdstoffgehalt in der Muttermilch ist oft zehnmal so hoch wie in anderen Milcharten. Stutenmilch weist hingegen – wenn überhaupt – die geringste Fremdstoffbelastung auf.

Bemerkenswert ist auch, dass der Keimgehalt der Stutenmilch sehr niedrig ist und von Haus aus schon unter dem Wert von pasteurisierter Kuhmilch der Qualitätsklasse 1 liegt. Die meisten sehr hitzeempfindlichen, hochwirksamen Bestandteile der Stutenmilch würden durch Pasteurisieren zerstört. Ordnungsgemäß tiefgefrorene Stutenmilch kann in lebensmittelhygienischer Hinsicht auf jeden Fall als hochwertig angesehen werden.

Ordnungsgemäß tiefgefrorene Stutenmilch: in lebensmittelhygienischer Hinsicht hochwertig

Stutenmilch hat einen hohen elektrischen Widerstand und eine schlechte elektrische Leitfähigkeit. Flüssigkeiten mit hohem elektrischen Widerstand bieten schlechte Wachstumsbedienungen für Bakterien. Auch der hohe Vitamin E-Gehalt scheint sich positiv auf die Haltbarkeit auszuwirken.

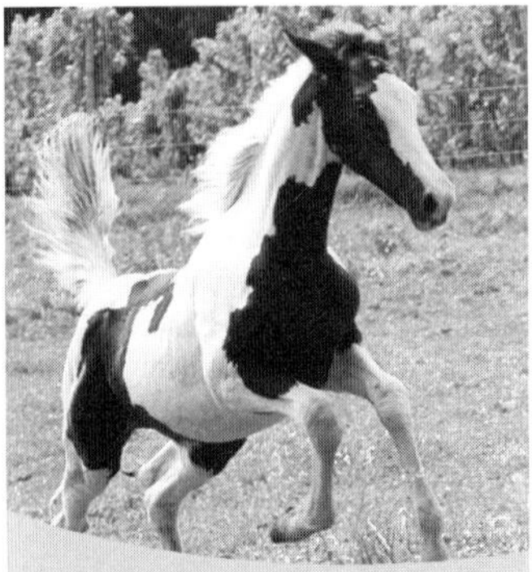

9.

Anwendungsgebiete der Stutenmilch

Viele Fachleute meinen, „der Tod sitzt im Darm" und viele Probleme seien mit Sicherheit auf Störungen im Darm zurückzuführen. Ernährungswissenschaftler sprechen sogar davon, dass 75% der organischen Erkrankungen auf Fehlernährung zurückzuführen sind.

Im akademischen Landeskrankenhaus der Universität Witten/Herdecke und in der Filderklinik bei Stuttgart wird Stutenmilch seit vielen Jahren mit Erfolg angewendet. Auch in Russland wird Stutenmilch nach wie vor in zahlreiche Sanatorien und Kliniken therapeutisch eingesetzt. Jährlich wurden an die 12.000 Patienten bei Tuberkulose, Skorbut, Verdauungsstörungen und Blutarmut erfolgreich mit Stutenmilch behandelt und ausgeheilt.

(Quellen zu folgenden medizinischen Hinweisen bzw. spezielle Daten siehe Literaturhinweise)

Ärzte wie Dr. Werner Seidl, Dr. Karl Gartner, Dr. Wilhelm Bauer u. a. haben in Österreich die Wirkung der Stutenmilch bei Leberzirrhose, Immunschwäche, Magen- und Darmerkrankungen und Fettstoffwechselstörung ebenfalls durch Forschung und in der eigenen Praxis nachgewiesen und bestätigt.

Die hier erwähnten Krankheiten sind nicht vollständig aufgelistet. Im Rahmen des Buches wurden nur Krankheiten, bei denen bereits Erfahrungen mit Stutenmilch gemacht wurden, beschrieben. Bei diesen wurden zum Teil Heilungen oder zumindest eine Beschleunigung des Genesungsprozesses mit Stutenmilch erreicht.

9.1. Anwendungsmöglichkeiten im Überblick

Stutenmilch kann bei allen Zivilisationskrankheiten angewandt werden. Sie trägt zu Langlebigkeit, Vitalität und Lebensfreude bei, indem sie beginnende Krankheiten aufhält und bestehende Krankheiten ausheilt. Folgende Krankheiten können positiv durch die Stutenmilch beeinflusst werden:

Stutenmilch kann bei allen Zivilisationskrankheiten angewandt werden.

Magen-Darm-Beschwerden aller Art, Gastritis, Verbesserung der Nährstoffresorption, Harmonisierung des Darmtraktes, Verstopfung, Durchfall, schweren Ernährungsstörungen, Lungenkrankheiten (Asthma, Tuberkulose, Bronchialerkrankungen), Leber-, Gallen- und Bauchspeicheldrüsenerkrankungen, Stoffwechselstörungen aller Art, Herz- und Kreislaufkrankheiten, Durchblutungsstörungen, Schlafstörungen, psychische Leiden, Alters- und allgemeine Beschwerden nach psychischen und physischen Erschöpfungszustän-

den oder vor und nach Operationen, Hormonprobleme, HNO-Krankheiten, gynäkologische Erkrankungen, Probleme mit septischen Wunden, Mukoviszidose, Appetitlosigkeit, Immunerkrankungen, rheumatische Krankheiten, Rachitis, Skorbut, Avitaminosen, Anämie, Leukämie, Hautkrankheiten (Akne, Ekzeme, Schuppenflechte und Neurodermitis), Nervenleiden, Kleinwuchs und Wachstumsstörungen bei Kindern, Konzentrationsprobleme und Vergesslichkeit, Typhus, Malaria, Ruhr, Strahlenschäden, Vergiftungen, Tumorbehandlung uvm.

9.2. Arteriosklerose

Häufigste Erkrankung unserer Zeit

Hierbei handelt es sich um die häufigste Erkrankung unserer Zeit. Sie ist auf eine Verengung und Verhärtung der Blutgefäße zurückzuführen. Die Ursachen liegen in Fehlernährung, altersbedingter Abnützung, Überforderung durch Stress, Bewegungsmangel und übermäßigem Nikotinkonsum. Diabetes und ein erhöhter Cholesterinspiegel wirken verstärkend. Es kommt zu Durchblutungsstörungen des Gehirns, des Herzens und anderer innerer Organe sowie der Arme und Beine. Die Beschwerden sind vom Grad der Erkrankung abhängig und reichen von psychischen Veränderungen, Angina pectoris-Anfällen, bis hin zu Herz- und Hirninfarkten. Bei der Einnahme von Stutenmilch kommt es zu einer deutlichen Verbesserung durch die mehrfach ungesättigten Fettsäuren sowie durch die Wirkung auf das vegetative Nervensystem. Es kommt zu einer Entspannung der Muskulatur, zu einer Gefäßerweiterung und damit zu verbesserten Blutfließeigenschaften. Jedoch ist eine Ernährungsumstellung ebenfalls unerlässlich.

9.3. Alterserkrankungen und Enzym-Therapie

Mit zunehmendem Alter lässt auch die für den Körper notwendige Enzymproduktion, die für sämtliche Verdauungs- und Stoffwechselvorgänge verantwortlich ist, nach. Es hat sich daher eine Enzymtherapie gerade in der Geriatrie (Altersmedizin) gut bewährt. Da Stutenmilch reich an Enzymen und enzymbildenden Stoffen ist, schließt eine Trink-Kur automatisch eine Enzymtherapie ein. Die Stutenmilch gleicht das Enzymdefizit aus, regt sämtliche Stoffwechselvorgänge wieder an, fördert die Entgiftung und heilt entzündliche Prozesse.

Ausgleich des Enzymdefizits

9.4. Anämie

Ein Mangel an roten Blutkörperchen oder des roten Blutfarbstoffes (Hämoglobin) bezeichnet man als Anämie. Sie entsteht durch gravierenden Eisen-Mangel, der auf einseitige Zivilisations-Ernährung zurückzuführen ist, aber auch durch die Störung der Eisenresorption des Körpers. Müdigkeit, Abgeschlagenheit, Leistungsabfall und Kopfschmerzen sind die ersten Anzeichen. Durch den höheren, leicht verfügbaren Eisen-Gehalt der Stutenmilch im Vergleich zur Muttermilch hat sie sich schon vielfach bei der Behandlung von Eisen-Mangel-Anämie bewährt. Es kam dadurch immer zu einem Anstieg des Hämoglobinwertes. Eine Behandlung muss sich aber auf mehrere Monate erstrecken.

Vielfach bewährt bei der Behandlung von Eisen-Mangel-Anämie

Der Hämatokrit gibt an, welchen Prozentanteil die festen Blutbestandteile (Thrombozyten, Erythrozyten, Leukozyten) vom Gesamtblut betragen.

9.5. Gewichtsreduktion

Auf Grund der stoffwechselanregenden Wirkung der Stutenmilch verbessert sich die Darmtätigkeit und die Ausscheidung über Nieren und Haut. Übergewichtige Personen nehmen ab, hingegen nehmen untergewichtige Kinder mit Wachstumsstörungen zu. Trotz bleibender Lebensgewohnheiten und ohne spezielle Diät nahmen schon viele Übergewichtige während einer mehrwöchigen Kur 8-10 Kilogramm ab und dies bei einem gesteigerten Wohlbefinden und einer erhöhten Leistungsfähigkeit. Stutenmilch ist kein drastisches Gewichtsreduktionsmittel, sondern ein Naturheilmittel, das harmonisierend, ausgleichend, regenerierend und regulierend wirkt.

Kein drastisches Gewichts-reduktionsmittel

9.6. Gynäkologische Erkrankungen

Die Anwendung von Stutenmilch bei chronischer Schleimhautentzündung der weiblichen Genitalien, Dysmenorrhoe, Genitaltuberkulose, Mykosen und Uterusentzündungen ist ebenfalls erfolgreich. Die lokale Behandlung erfolgt durch Spülungen oder alternativ mit in Stutenmilch getränkten Tampons.

9.7. Hals-, Nasen- und Ohrenerkrankungen (HNO)

Bei chronischen Katarrhen und eitrigen Otitiden führt eine kombinierte lokale und systematische Anwendung zur raschen Besserung. Die Dosierung der Stutenmilch erfolgt lokal an Ohren und Nase mit 5–8 Tropfen/Tag über drei Wochen.

9.8. Hautkrankheiten

Die Haut ist unser größtes Organ mit ca. $4m^2$ Größe. Durch unsere Haut atmen wir, nehmen Umwelteinflüsse auf und scheiden 0,5–2 Liter Flüssigkeit jeden Tag aus. Die auslösenden Faktoren nahezu aller Hautkrankheiten sind jeweils ähnlich wenn nicht meist die gleichen. Man sagt im Volksmund: „Die Haut ist das Spiegelbild der Seele und des Darms", und das scheint zuzutreffen. Wenn in der Verdauung etwas nicht stimmt, kommt es zu Hautverunreinigungen. Es spielen aber auch erbliche Vorbelastung, Ernährungsgewohnheiten, Stoffwechsellage, Immunsystem und die seelische Situation eines Menschen eine Rolle. Mangelnde Entgiftung der Leber und Niere sowie Überkonsum an Zucker, Süßigkeiten, Weizenauszugsmehl, Alkohol, Nikotin und Medikamentenmissbrauch führen oft zu den weit verbreiteten Hautkrankheiten. Beim überwiegenden Teil der Neurodermitiker ist eine Kuhmilcheiweiß-Intoleranz feststellbar. Eine Änderung der Ernährungs- und Lebensweise ist nach einer speziellen Beratung sehr wichtig für den Heilerfolg.

Stutenmilch wirkt von innen.

Stutenmilch wirkt von innen und kann am Anfang zu einer Erstverschlimmerung führen, da der Entgiftungsprozess angeregt wird. Dies dauert aber nur einige Tage, danach beginnt die Abheilung und der Wiederaufbau der Darmflora mit Hilfe der Stutenmilch. Auch die Stärkung der Immunkraft wirkt zusätzlich heilend. Schulmedizinisch wird oft Cortison verabreicht, dies hält die Erkrankung zwar in Schach, heilt sie aber nicht aus.

Rückgang der entzündeten Hautpartien

Gerade bei Neurodermitis und Schuppenflechte wirkt die Stutenmilch wahre Wunder. Zur äußeren Unterstützung empfiehlt sich nach gründlicher Reinigung mit Stutenmilch-Reinigungsmilch das dünne Auftragen von Stutenmilch-Salbe. Schon nach kurzer Zeit kommt es zur Verminderung des Juckreizes, einem Rückgang der entzündeten Hautpartien, einer Verbesserung der Durchblutung und einer Steigerung des allgemeinen Befindens und der Leistungsfähigkeit. Der Hautturgor verbessert sich, die Haut wird wieder geschmeidiger und erhält eine gesunde, frische, rosa Farbe. Die Behandlungsdauer richtet sich nach dem Grad der Erkrankung und kann mehrere Monate in Anspruch nehmen.

9.8.1. Neurodermitis

Neurodermitis ist eine komplexe Erkrankung, die auf ein überempfindliches Reagieren des Immunsystems auf bestimmte Stoffe zurückzuführen ist. Erbliche Vorbelastung, soziale Faktoren, Umwelteinflüsse und Ernährung spielen ebenfalls mit. Besonders in den Kniekehlen und den Ellenbeugen kommt es zu den typischen

Heilend durch Immunsystemstärkung

trockenen, geröteten, geschwollenen, schuppigen und stark juckenden Hautveränderungen. Die Stutenmilch wirkt durch die Immunsystemstärkung heilend. Sehr gute Ergebnisse wurden in Deutschland im akademischen Lehrkrankenhaus der Universität Witten/Herdecke und in der Schwarzwaldklinik VS-Villingen in Verbindung mit Homöopathie, Bachblütentherapie und Ernährungsumstellungen nachgewiesen (vgl. Bühlbäcker, 1996).

9.8.2. Psoriasis vulgaris

Psoriasis vulgaris kann ausgelöst werden durch Verletzungen der Haut, Operationen, scheuernde Kleidung, klimatische Reize, Infektionen, Stress, ungesunde Ernährung und starken Alkoholkonsum. Die Hautzellen vermehren sich dabei viel zu schnell. Normal dauert die Oberflächenhauterneuerung 28 Tage, bei Schuppenflechte nur 4 Tage. Es bilden sich gerötete, entzündete Hautverdickungen, die stark schuppen und jucken. Gerade bei Hautkrankheiten wirkt sich die verlorene Ästhetik der Haut als enorme psychische Belastung aus. Durch Alkohol und Kaffee werden die Symptome oft noch verschlimmert. Stutenmilch hilft hier durch die Entgiftung des Körpers und den Wiederaufbau einer gesunden Darmflora, eines intakten Immunsystems und einer Beruhigung des Nervensystems.

Entgiftung des Körpers

9.8.3. Acne vulgaris

Acne vulgaris, die meist in der Pubertät vorkommt und dann wieder verschwindet, wird durch verschiedene Faktoren begünstigt. Durch die hormonelle Umstellung wird die Talgdrüsenproduktion verstärkt angeregt. Dies führt zu einer Verstopfung der Hautporen. Auf Grund der vermehrten Fettproduktion kommt es zu entzündlichen Keimansammlungen (Pickel) auf der Haut. Gründliche Hautpflege ist daher unersetzlich. Alkohol, fettes Essen, Süßigkeiten und Fast-Food sollten gemieden werden. Zur Stabilisierung des Magen-Darmtraktes ist Stutenmilch innerlich und äußerlich bestens geeignet. Außerdem beschleunigt die Stutenmilch die Zellregeneration und den Zellaufbau.

Stabilisierung des Magen-Darmtraktes

9.9. Herpes labiales

Etwa 80% der Menschen tragen ihr Leben lang dieses unheilbare Virus in sich, das sich nach einem Auslöser blitzschnell vermehrt. Auslösende Faktoren hierbei können Fieber und Erkältungskrankheiten, hormonelle Schwankungen, intensive Sonnenbestrahlung oder übermäßige körperliche und seelische Belastung sein. Nach dem Auftragen von Stutenmilch-Salbe auf die Bläschen verschwindet der Herpes meist wieder nach 3–4 Tagen.

9.10. Herz-Kreislaufstörungen

Rauchen, Alkohol, Bewegungsmangel und Fehlernährung zählen zu den Verursachern und Auslösern dieser weit verbreiteten Störungen. Niedriger Blutdruck, Schwindel, Kollaps, Minderung der Leistungsfähigkeit und ein verstärktes Infarktrisiko sind die Folgen. Stutenmilch zeigt hier sehr schnell ihre Wirkung. Es kommt zu einer Regulierung und Angleichung des Blutdrucks und zu einer Normalisierung des Blutbildes. Durch diese Stimulierung des vegetativen Nervensystems kommt es zu einer besseren Durchblutung im ganzen Körper und einer Wohlbefindenssteigerung. Bei Menschen mit zu geringem Blutdruck wird der systolische Wert bis auf 20 mm Hg angehoben. Auch hier wirken die hochungesättigten Fettsäuren verbessernd auf die Gefäßstruktur und die Fließeigenschaften des Blutes ein. Auf diese Weise lindert, bessert und beugt Stutenmilch Erkrankungen wie Herzinfarkt, Bluthochdruck und Verkalkungen vor. Auch hier wirkt eine Ernährungsumstellung langfristig unterstützend.

Regulierung und Angleichung des Blutdrucks und Normalisierung des Blutbildes

9.11. Immunkrankheiten, Abwehrschwäche und Allergien

Die großartige Wirkung der Stutenmilch ist auch bei allen Immunerkrankungen zu beobachten. Normalerweise antwortet der Körper durch sein Immunsystem auf das Eindringen von Substanzen und Schadstoffen (Bakterien, Viren und Giftstoffen) mit schützenden Abwehrreaktionen. Dies verhindert den Ausbruch von schweren Krankheiten. Treten Störungen am komplizierten Immunsystem auf, so können sich leicht schwerwiegende akute und chronische Krankheiten ausbreiten. Als Folge davon werden auch verschiedene Nahrungsmittel nicht mehr vertragen. Man denke an alle Arten von Allergien, Autoimmunkrankheit, an AIDS, Neurodermitis, Schuppenflechte, Leber-, Nieren-, Lungen- und rheumatische Erkrankungen. Die meisten von uns haben in irgendeiner Form mit einer Verminderung des Immunsystems zu kämpfen und sei es nur mit der immer häufiger werdende Infektanfälligkeit bei Grippeviren. Bei jeder Erkrankung ist immer das Immunsystem beteiligt. Deshalb nimmt es in der Therapie eine wichtige Stellung ein. Stutenmilch wirkt regulierend und stärkend auf die Funktionen des Immunsystems. Durch den hohen Gehalt an leicht verdaulichen Albuminen und Globulinen (Baustoffen für den Abwehrmechanismus), Vitaminen und Mineralstoffen erklärt sich hier ihre Wirkung. Bei der Behandlung von Allergien, z.B. einer Blütenallergie, gilt zu beachten, dass man eine Therapie einige Wochen vor der Blüte der jeweiligen Pflanze beginnt.

Bei jeder Erkrankung ist immer das Immunsystem beteiligt.

9.12. Kinderkrankheiten

Der menschliche Organismus soll und muss gewisse Erkrankungen durchleben, um ein natürliches, kräftiges und vor allem funktionsfähiges Immunsystem zu erlangen. Auf Grund ihrer tiefgreifenden biologischen Wirkung kann die Stutenmilch das Immunsystem auf natürlichem Wege stärken und aufbauen. Bricht nun eine Kinder-

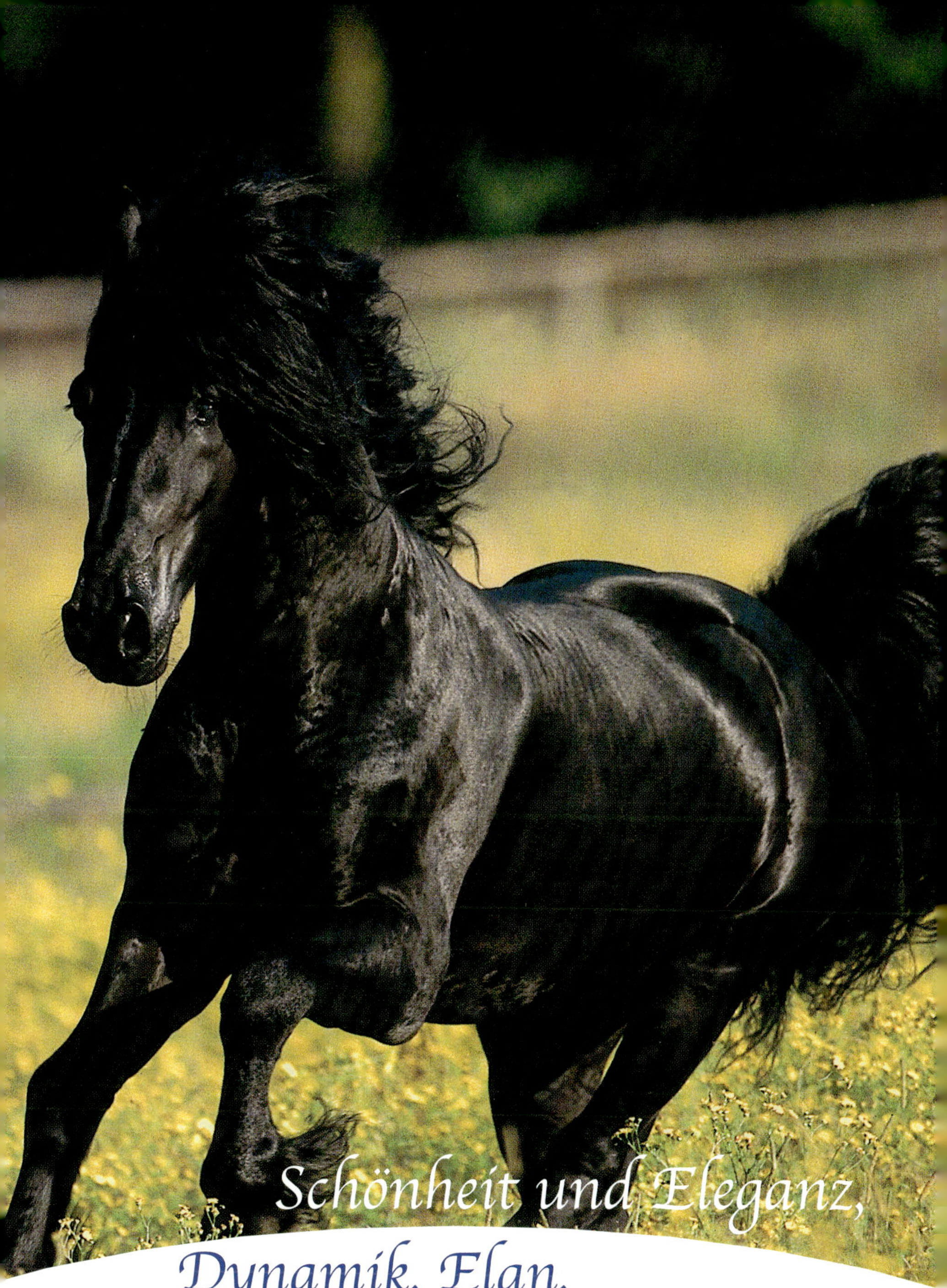

Schönheit und Eleganz,
Dynamik, Elan,
das sind Attribute, denen die Friesen
gerecht werden

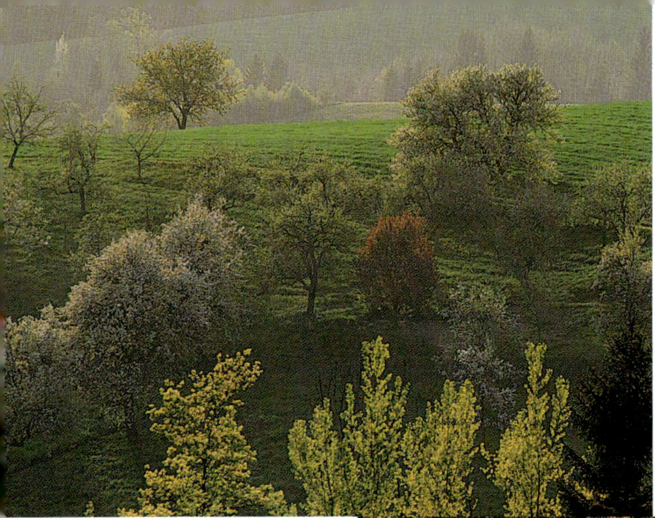

Der Morgen graut

Pferde weiden

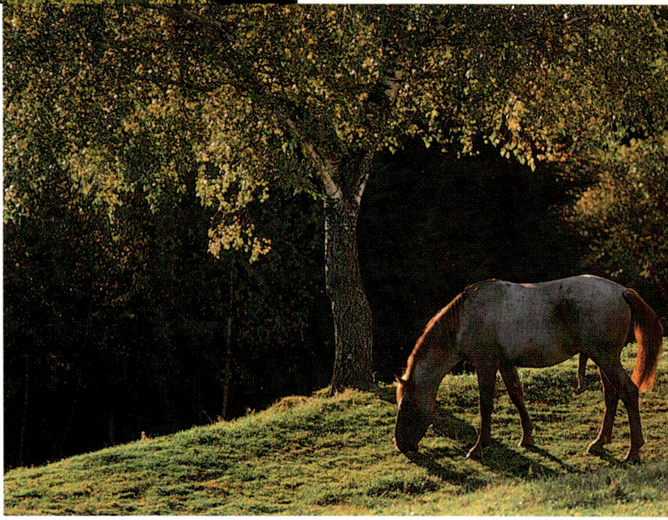

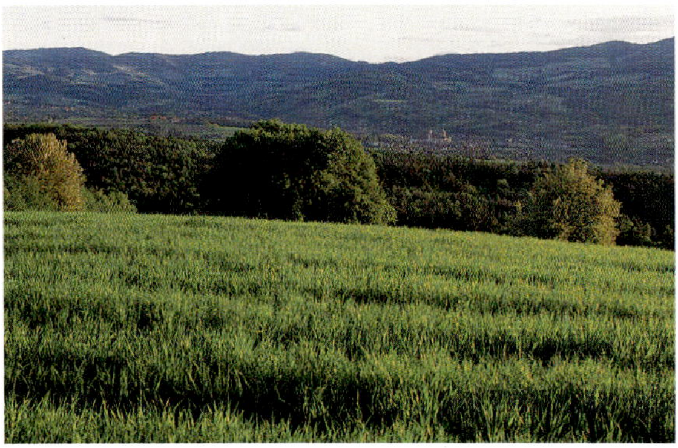

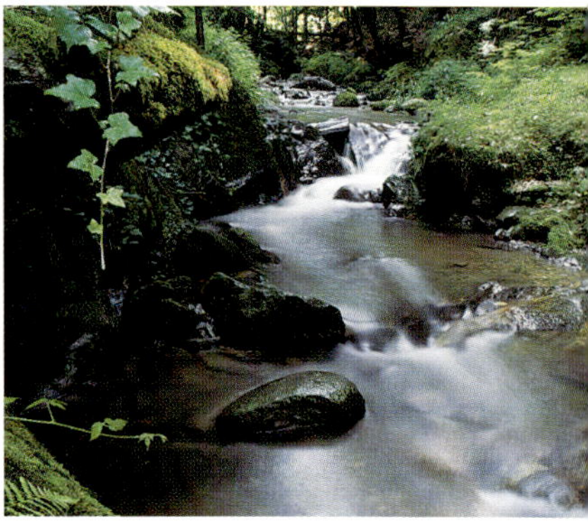

auf saftigen Wiesen und trinken klares, reines Wasser.

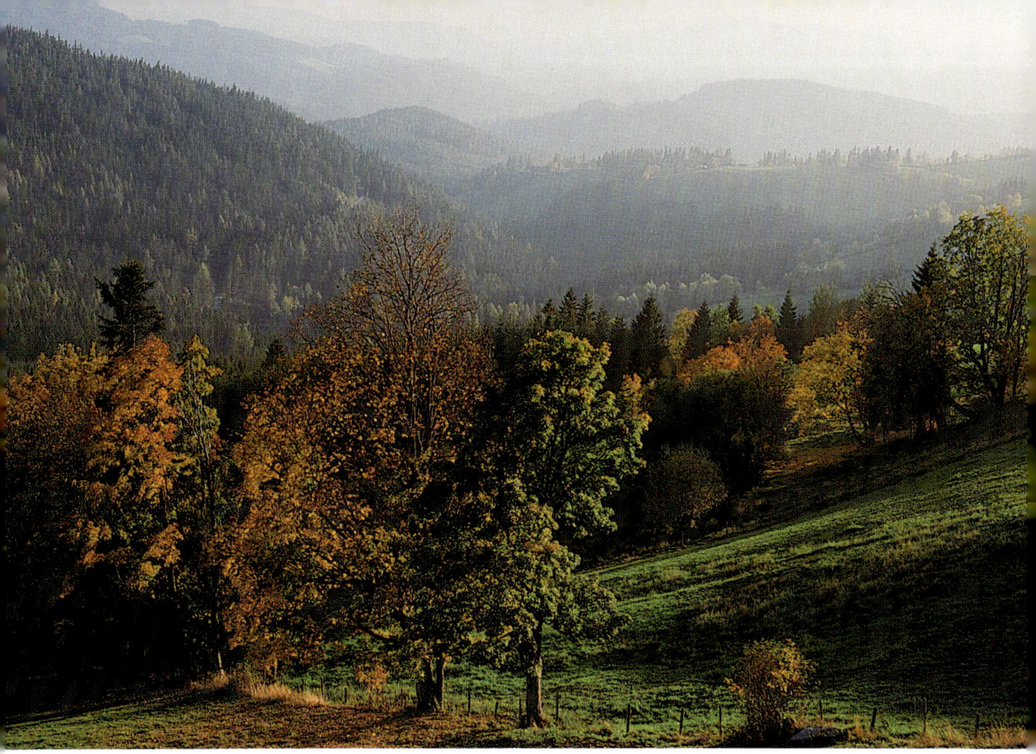

Wo die Natur noch in Ordnung ist
nd der Mensch sie nicht vollständig durch seine Kultur zerstört hat,
gedeihen Mensch, Tier und Pflanzen in Harmonie.

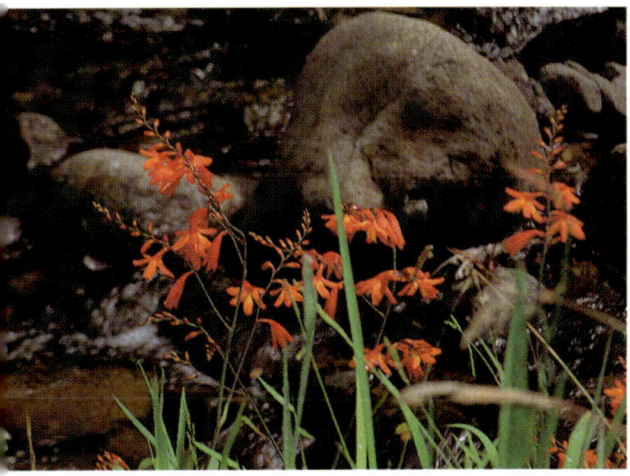

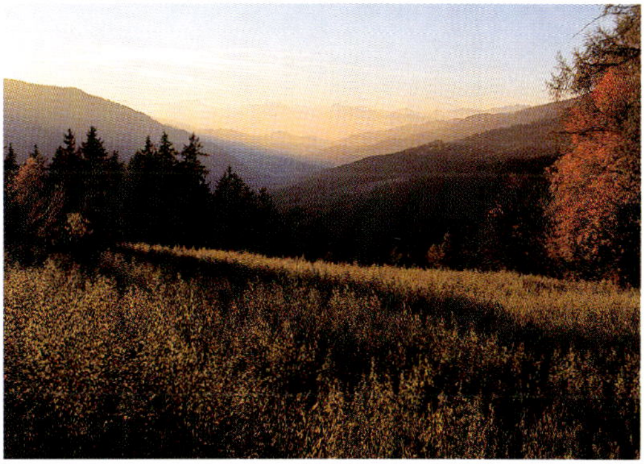

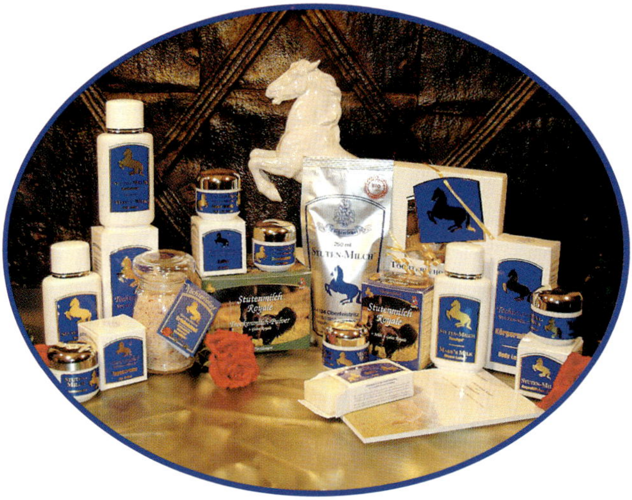

Milch, die schön und gesund macht.

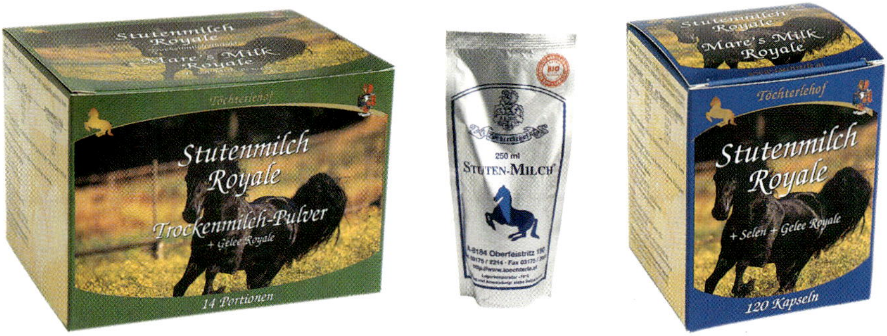

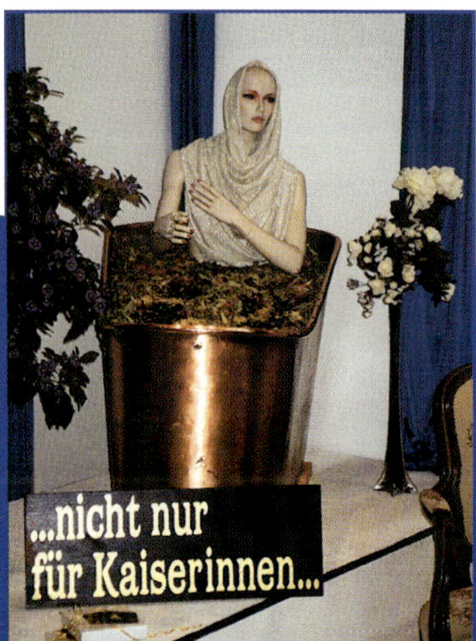

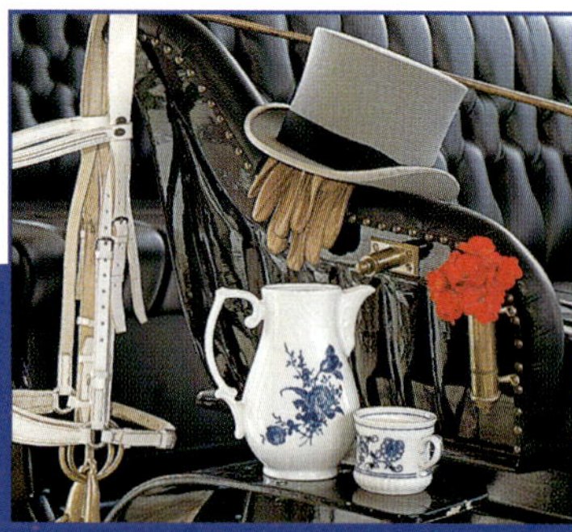

krankheit aus, so beschleunigt die Stutenmilch den Verlauf und unterstützt die körpereigene Abwehrkraft, so dass Kinder sich von solchen Krankheiten schnellstens wieder erholen und ein gestärktes Immunsystem erhalten.

Unterstützung der körpereigenen Abwehrkraft

9.13. Knochenerkrankungen und Osteoporose

Osteoporose ist wohl die am weitesten verbreitete Knochenerkrankung unserer Zeit. Es handelt sich um eine sukzessive Auflösung der Knochenstruktur. Als Ursache werden Alter, Hormonstörungen und Medikamentenmissbrauch gesehen. Die verabreichten Calciumpräparate erzielen oft nicht den gewünschten Erfolg, da nicht nur die zugeführte Menge für den Körper entscheidend ist, sondern auch die Verfügbarkeit des Calciums. Diese ist in der Stutenmilch in hohem Maße gegeben. Wenn der Körper die zugeführten Nähr- und Wirkstoffe nicht genügend resorbieren und aufnehmen kann, hilft eine Gabe von größeren Mengen des jeweiligen Stoffes nicht unbedingt. Der Großteil wird wieder ausgeschieden, ohne resorbiert worden zu sein. Stutenmilch stellt sozusagen das innere Gleichgewicht der Stoffwechselvorgänge wieder her und behandelt die Ursache. Dadurch kann der Körper wieder mit dem angebotenen Calcium der Nahrung auskommen und entzieht es nicht den Knochen.

Mit Stutenmilchtherapien wurden und werden bei Osteoporose beste Erfolge erzielt. Positiv wirkt sich die Stutenmilch auch bei der Behandlung von chronischen Bandscheibenleiden aus. Allerdings muss hier gesagt werden, dass eine Therapie mit Stutenmilch mehrere Monate bis zu einem Jahr in Anspruch nimmt. Die Wirkung lässt sich aus der stark regenerierenden Funktion auf das Bindegewebe und die Knorpelsubstanz, der entzündungshemmenden Eigenschaft, der Durchblutungsförderung des Gewebes und der Stimulierung der körpereigenen Abwehrkräfte erklären.

Stark regenerierende Funktion auf das Bindegewebe und die Knorpelsubstanz

9.14. Krebs-Therapie und -Nachsorge

Die bereits mehrfach beschriebenen Wirkungen der Stutenmilch wie Entgiftung, Wiederaufbau der Darmflora, Wiederherstellung des blutbildenden Gewebes und die Stärkung des körpereigenen Immunsystems sind beste Voraussetzungen für eine Stutenmilch-Kur bei Krebserkrankten.

Das α-Laktoalbumin der Stutenmilch bewirkt laut Studien der Universität Cambridge die Zerstörung von Krebszellen und verhindert die Tumorneu- bzw. Tochtergeschwulstbildung. Durch das Zusammenführen von Muttermilch und Krebszellen wurden die Krebszellen innerhalb einer halben Stunde vernichtet. Bestrahlungen und Chemotherapien bei Krebspatienten sind eine große Belastung für den Gesamtorganismus, da diese Behandlungen nicht nur die krankhaften Krebszellen, sondern auch gesunde Zellen (insbesondere Zellen der Haarwurzel, des Darmtraktes, der blutbildenden Organe, des Immunsystems und der Haut) angreifen. Viele Krebspatienten leiden daher an den weithin bekannten Folgen wie körperlicher Erschöpfung, Haarausfall, Darmproblemen und einer verstärkten Infektanfälligkeit. Der Körper ist nicht in der Lage banalen Infekten, geschweige denn einer Tumorneubildung, entgegen zu wirken. Erschwerend zum geschwächten Immunsystem und der angegriffenen Darmflora kommt die Belastung mit den freigesetzten Stoffwechselgiften hinzu.

Diese kritische Phase nach einer Chemotherapie, Bestrahlung oder Operation lässt sich mit der kräftigenden Stutenmilch hervorragend überstehen. Sie ist daher eine wirksame Hilfe in der Krebsnachsorge.

Wirksame Hilfe in der Krebsnachsorge und Einsatz in der Krebstherapie

Stutenmilch wird jedoch auch speziell in der Krebstherapie eingesetzt. Bei den unterschiedlichsten Krebserkrankungen von Bauchspeicheldrüsenkrebs bis hin zu Gehirntumoren wurden weltweit unzählige Erfahrungen mit Stutenmilch gemacht. Allen gemeinsam ist eine rasche Verbesserung des Allgemeinbefindens, eine Normalisierung des Blutbildes und der Darmtätigkeit. Eine Behandlung richtet sich immer nach dem Grad der Erkrankung und dauert gerade bei Krebs mehrere Monate.

9.15. Lebererkrankungen und Fettstoffwechselstörungen

Die Leber ist unser wichtigstes Stoffwechselorgan, in dem jeden Augenblick 500 biochemische Reaktionen ablaufen. Zu ihren Aufgaben gehört auch das Entgiften und das Speichern von Nähr- und Wirkstoffen. Als besonders schwere Krankheiten der Leber gelten die chronische Leberentzündung (Hepatitis – im Volksmund Gelbsucht), die Fettleber und Leberzirrhose (Zersetzung des Lebergewebes). Häufig kommen aber auch Funktionsstörungen im Entgiftungsstoffwechsel der Leber vor, die leider oft zu spät erkannt werden und zu schwerwiegenden chronischen Erkrankungen führen. Bei allen Leberleiden sind eine fettarme, leichtverdauliche Kost sowie eine absolute Alkoholabstinenz unerlässlich. Viele Giftstoffe wie Alkohol und Medikamente schädigen über kurz oder lang die Leber und können durch Viren ausgelöst Leberzirrhose verursachen. Jedes Jahr werden viele Personen durch verseuchtes Blut infiziert. Leider sterben nachgewiesen wesentlich mehr Menschen an Hepatitis C als an HIV. Interessant ist, dass das Virus 15–20 Jahre schlafen kann, ohne auszubrechen. Die Leber selbst kann nicht schmerzen, Krankheiten an ihr zeigen sich durch Symptome wie Appetitlosigkeit, Völlegefühl, Übelkeit, Brechreiz, uncharakteristische Bauchschmerzen, Stuhlgangsstörungen, verstärkte Müdigkeit, Abgeschlagenheit und Leistungsabfall. Außerdem verfärbt sich die Haut gelblich durch den Gallenfarbstoff im Blut. Da Stutenmilch generell entgiftend wirkt, unterstützt sie die Leberfunktion positiv. Außerdem wirken die hoch ungesättigten Fettsäuren der Stutenmilch regulierend auf den Fettstoffwechsel der Leber. Die Stuten-

Funktionsstörungen im Entgiftungsstoffwechsel der Leber werden leider oft zu spät erkannt.

Positive Unterstützung der Leberfunktion

milch (besonders die Orotsäure, die leichtverdaulichen Eiweiße, die Enzyme und der Milchzucker) regeneriert und heilt aber auch direkt erkrankte Leberzellen. Als Nebenwirkung der Milch ist eine deutliche Cholesterinspiegel-Senkung feststellbar. Empfehlenswert bei Lebererkrankungen ist ein täglicher Mindest-Verzehr von zwei viertel Litern pro Tag und einer Mindestdauer der Kur von 4 Monaten. Die Erfolgsquote bei Hepatitis mit Stutenmilch liegt bei 80–100%.

9.16. Lungen- und Bronchialerkrankungen, Asthma, Lungentuberkulose

Lungen- und Bronchialerkrankungen werden oft durch Viren, Bakterien, Umwelt- und Luftverschmutzung sowie durch Lebens- und Ernährungsfehler verursacht. Die hier übliche, allzu großzügige Verwendung von Antibiotika führt nicht selten zu verheerenden Langzeitnebenwirkungen. Eine Therapie mit Stutenmilch besteht aus 0,5–2 l Stutenmilch pro Tag und dauert mehrere Wochen bis Monate. Sowohl in Russland, Deutschland und Österreich wurde die überaus positive Wirkung der Stutenmilch bei allen chronischen, entzündlichen und allergischen Krankheiten beobachtet und das ohne Nebenwirkungen. Selbst bei an Lungentuberkulose Erkrankten und Personen, die sich jahrelang Antibiotika-Therapien unterzogen hatten, konnte bereits nach kurzer Zeit eine Besserung bzw. eine vollständige Heilung erreicht werden.

Positive Wirkung der Stutenmilch bei allen chronischen, entzündlichen und allergischen Krankheiten

9.17. Magen- und Darmerkrankungen

Zu den Magen- und Darmerkrankungen zählen unter anderem Erkrankungen wie Magen- und Zwölffingerdarmgeschwüre, chronische Verstopfung und Darmentzündungen sowie Dickdarmreizungen. Bei dieser Gruppe von Erkrankungen spielen die Lebensumstände, Lebensgewohnheiten und die Ernährung eine entscheidende Rolle. Die typische Manager-Krankheit, das

Magenleiden, kommt nicht von ungefähr. Zu einer ganzheitlichen Therapie gehört daher auch, über die Lebensgewohnheiten als Mitverursacher nachzudenken, um diese zu verbessern. Stress, Überlastung am Arbeitsplatz usw. wirken sich unmittelbar auf den Magen-Darmtrakt aus. Gifte werden bei Darmstörungen nicht richtig ausgeleitet, sondern oft in den Körper zurückgeführt. Das verursacht natürlich erhebliche Störungen im Stoffwechsel. Es entstehen Fäulnisreaktionen, und die Gifte werden durch Blut und Lymphe im ganzen Körper verteilt. Stutenmilch wirkt hier wahre Wunder. Sie hat sozusagen eine Mittlerrolle zwischen psychischen und physischen Heilmethoden. Durch die regulierende und beruhigende Wirkung auf das vegetative Nervensystem unterstützt sie die Psychotherapie. Die Vitamine, Mineralstoffe und die Laktose fördern die Selbstheilung und bilden bzw. regulieren die Darmflora. Dies wiederum fördert die Verdauungs- und Resorptionsfähigkeit des Darms. Zudem kommt die antibiotische Wirkung und der hohe Anteil an Immunstoffen, die selbst langwierige entzündliche Geschwüre im Magen-Darmtrakt dauerhaft ausheilt. Dickdarmentzündungen können mit einem 3-monatigen Konsum von 0,5–1 l täglich ausgeheilt werden. Ernährungsumstellungen sind für den Erfolg von großem Vorteil.

Mittlerrolle zwischen psychischen und physischen Heilmethoden

Antibiotische Wirkung und hoher Anteil an Immunstoffen

9.18. Multiple Sklerose

Es handelt sich dabei um eine häufige Erkrankung des Nervengewebes mit unklarer Ursache. Meist beginnt eine Multiple Sklerose zwischen dem 20. und 40. Lebensjahr. Chronisch fortschreitend kommt es schubweise zu Sprach- und Empfindungsstörungen, Reflex-Veränderungen bis hin zur völligen Lähmung der Muskulatur. Durch den positiven Einfluss der Stutenmilch auf das Nervensystem lässt sich auch während akuter starker Schübe erhebliche Linderung erzielen. Langfristig gesehen kann MS durch die Stuten-

Auch während akuter starker Schübe erhebliche Linderung!

milch zum Stillstand kommen. Bei vielen Patienten wurde sogar schon eine Reanimation von angegriffenem Muskelgewebe festgestellt, so dass die betreffenden Personen sich schmerzfrei bewegen können und damit wieder an Lebensqualität gewinnen. Erfahrungen wie die folgende sollten allen MS-Erkrankten Mut und Hoffnung geben: auf Grund des fortgeschrittenen Stadiums eines an MS erkrankten Mannes war er bereits an den Rollstuhl gefesselt. Durch die Stutenmilch war es ihm nach 4-monatiger Trink-Kur wieder möglich, ohne Hilfe selbst zu gehen.

Mit Stutenmilch kann man bis zu einem sehr weit fortgeschrittenen Stadium helfen, wenn allerdings der Betroffene schon ab dem Kopf abwärts mehr oder weniger bewegungsunfähig ist, kann zumindest noch eine Stabilisierung der Krankheit erreicht werden.

9.19. Nierenerkrankungen

700–800 Liter Blut fließen täglich durch unsere Nieren. Die Niere trennt und scheidet alle Schad- und Schlackenstoffe aus dem Blut aus. Dabei werden ca. 1,5 Liter herausgefiltert und als Urin ausgeschieden. Probleme der Niere und der Harnausscheidung können zur Selbst-Vergiftung des Körpers führen. Ausreichende tägliche Flüssigkeitsaufnahme (2–4 Liter Wasser) hilft der Niere bei ihrer Aufgabe. Die ausscheidungsfördernde und nierenzellenaktivierende Wirkung der Stutenmilch kann sehr schnell zur Normalisierung der Blutwerte führen. Auch in einem fortgeschrittenen Krankheitsstadium, wie z.B. bei der Schrumpfniere, werden noch Erfolge erzielt. Laut einer Studie von Dr. Baur im KH Eberbach/BRD führt die Stutenmilch zu einer Entzündungshemmung am Nierengewebe.

Ausscheidungsfördernde und nierenzellenaktivierende Wirkung

Bei einem Arbeitsunfall kam es beim Autor Thomas Derler-Töchterle zu einem Nierenriss mit Nierenquetschung und letztlich zum Nierenversagen. Einige Tage schien es sehr kritisch, und beinahe hätte man ihm die Nieren entfernen müssen. Doch durch die Stutenmilch, die ihm ins Spital mitgebracht wurde, begann sich die Niere wieder vollständig zu regenerieren, so dass er jetzt, 4 Jahre nach diesem Unfall, noch absolut beschwerdefrei ist und sich bester Gesundheit erfreut.

9.20. Nervöse Störungen und Depressionen

Depressionen sind seelische Störungen mit unterschiedlichen Ursachen und von unterschiedlichem Schweregrad. Ihre Verbreitung hat sehr stark zugenommen. Depressive Menschen fühlen sich unverstanden, antriebslos, müde, isoliert und krank. Diese Grundstimmung raubt ihnen die gesamte Lebensfreude, die sogar bis zum Suizid führen kann. Man unterscheidet zwischen endogener Depression, Altersdepression und klimakterisch – oder erschöpfungsbedingter Depression. Die Ursachen liegen im seelischen Bereich, in einer erblichen Veranlagung oder in organischen Fehlfunktionen (Hormon- und Schilddrüsenstörungen). Allein in Österreich gibt es ca. 800.000 Menschen, die an Depression leiden. In den USA, schätzt man, sind es 16 Mio. Außer bei der erblich bedingten Depression sprechen Erkrankte sehr gut auf eine Stutenmilch-Kur an. Es kommt zu einer Stärkung des Gesamtorganismus und einer Regulierung von entgleisten Hormon- und Stoffwechselfunktionen. Hinzu kommt die beruhigende und harmonisierende Wirkung auf das Nervensystem. Nach kurzer Zeit fühlen sich depressive Menschen nach einer Kur mit Stutenmilch kräftiger, aktiver und lebensfroher. Die Hoffnungs- und Trostlosigkeit weicht langsam wieder einer immer stärker werdenden psychologischen Motivation.

Regulierung von entgleisten Hormon- und Stoffwechselfunktionen

Dies gilt auch für Menschen mit nervösen Störungen. Solche Menschen leiden oft an Appetitlosigkeit, Durchfall, Kopfschmerzen, Schwindel, Herzstichen und Herzrhythmusstörungen. Acetylcholin, ein hochkonzentrierter Stoff in der Stutenmilch, erfüllt hier eine wichtige Überträgerfunktion. Näheres dazu finden Sie im Kapitel Inhaltsstoffe.

9.21. Rheumatische Erkrankungen

Es gibt einige hundert Erkrankungen, die die Bewegungsorgane, Gelenke, Muskeln, Knochen und die Wirbelsäule betreffen. Die am meisten verbreiteten sind Arthritis, Arthrose, Rheuma, Weichteilrheumatismus, Polyarthritis und Gicht, um nur einige zu nennen. Sie können durch Bakterien, eine Fehlsteuerung des Immunsystems aber auch durch jahrelange Fehlernährung verursacht sein. Die Entzündungsprozesse führen zu Verkalkung und Versteifung von Gelenken und zu Gelenksknorpelschädigungen. Bei Gicht handelt es sich um ernährungsbedingte Stoffwechselschlackeneinlagerungen von Harnsäure, was zur Schädigung der Gelenke führt. Bei Arthrose, einer Verschleißerscheinung meist auf Grund von Übergewicht oder Abnutzungserscheinungen im Alter, kommt es zu Deformierungen. Die entschlackende und regulierende Wirkung der Stutenmilch wird von rheumatisch Erkrankten sehr geschätzt, da oft nach 3–4 Wochen schon eine deutliche Besserung eintritt. Stutenmilch zeigt sogar bei Erkrankten, bei denen die Schulmedizin versagt, beste Erfolge.

Entschlackende und regulierende Wirkung

9.22. Sexuelle Störungen

Stutenmilch bewirkt eine Regulierung des Hormonhaushaltes, bessere Durchblutung aller Organe und eine Steigerung der Vitalität und der Lebensfreude. Sie hilft dadurch auch bei sexuellen Störungen. Hormonell verursachte Unfruchtbarkeit konnte vielfach durch Stutenmilch behoben werden und führte zu der lang ersehnten Schwangerschaft.

Durchblutung aller Organe und Steigerung der Vitalität und Lebensfreude

9.23. Stutenmilch als Antibiotika

Es ist höchst bemerkenswert, dass eine Reihe von Mikroorganismen in der Milch Antibiotika erzeugen. So produzieren etwa Milch-Streptokokken *Nisin*, *Laktobazillus bulgaricus Bulgaritin*, *Laktobazillus acidophillus Acidophilin* und *Acidolin*. Diese haben ein breites Aktivitätsspektrum und werden nur dann gebildet, wenn sie in der Milch wachsen können. Markov-Ossipanova konnte nachweisen, dass die Kumyss-Bakterien höchst wirksam gegen Erreger der Ruhr, des Unterleibstyphus und des Paratyphus sind. Erstaunliche antibiotische Eigenschaften konnten Chilin, 1959, Ospanova, 1981 u. a. speziell bei Darm-Infektionen nachweisen.

Erstaunliche antibiotische Eigenschaften!

9.24. Stutenmilch bei Säuglingen und Kleinkindern

Bei Kindern wie Erwachsenen ist eine zunehmende Tendenz an chronischen Erkrankungen, erhöhte Infektanfälligkeit und eine Zunahme von allergischen Reaktionen feststellbar. Dafür verantwortlich sind die Fehlernährung und die körperliche sowie seelische Überforderung gerade im Kindesalter. Die Lebensgewohnheiten der Mutter sowie Alkohol-, Nikotin- und Drogenkonsum, mangelnder Schlaf und großer Stress wirken sich unmittelbar auf das Ungeborene aus. Immer mehr Kinder bekommen daher Allergien und schwere Hautleiden. Schulmedizinisch wird mit Antibiotika und Cortison dem Immunsystem ein Keulenhieb verpasst, der oft fatale Spuren hinterlässt. Die daraus resultierenden ausgeprägten Lebensmittelunverträglichkeiten und die gehäufte Krankheitsanfälligkeit werden verstärkt durch die zunehmende Umweltbelastung mit Schadstoffen, Giften und die wachsende Rastlosigkeit unserer Zeit. Erst seit 1793 wird Kuhmilch in der Säuglingsnahrung eingesetzt. Bei Versuchen in den USA an Kälbern wurde pasteurisierte Kuhmilch verfüttert. Nach drei Monaten waren alle Kälber tot. Auf Kuhmilch reagieren immer mehr Menschen mit Unverträglichkeiten, aber auch Muttermilch kann bei entsprechender Schadstoffbelastung oder ungesunder Lebensweise der Mutter problematisch sein. Es ist aber trotzdem ratsam zu stillen, schon alleine wegen der Mutter-Kind-Beziehung. Stutenmilch stellt hier eine hochwertige Versorgung des Säuglings auf Grund der

Hochwertige Versorgung des Säuglings auf Grund der Ähnlichkeit mit Muttermilch

Ähnlichkeit mit Muttermilch sicher und ist der Säuglingsnahrung auf Kuhmilch-Basis unbedingt vorzuziehen. Der hohe Gehalt an Immun-, Mineral- und Vitalstoffen stärkt den Säugling und beugt so Erkrankungen wie z.B. Neurodermitis vor. Die entzündungshemmende, abwehrkraftsteigernde und verdauungsanregende Stutenmilch stellt somit vom Start weg eine ausgezeichnete Zusatznahrung bzw. einen Ersatz für die Muttermilch dar.

9.25. Vitalitätsverlust, Konzentrations- und Lernschwäche

Sie sind eigentlich keine Krankheiten, sondern Folgeerscheinungen oder die ersten Anzeichen einer beginnenden Krankheit. In unserer schnelllebigen Zeit nimmt der Druck auf jeden in der Schule, am Arbeitsplatz, in der Familie etc. ständig zu. Am Wochenende geht's gleich mit dem Freizeitstress weiter. So kommt es durch die Überforderung zu einer Reizüberflutung. Bedenken Sie, dass in einer einzigen Tageszeitung von heute mehr Informationen enthalten sind als frühere Generationen in ihrem ganzen Leben erhalten haben! Nervosität, Lernschwäche, Unlust und Konzentrationsschwäche sind die Folgen. Stutenmilch spricht hier verblüffend schnell an. Nicht jedes Kind, das leistungsschwach ist, ist unbegabt. Kinder brauchen ein hohes Maß an Ruhe, Geborgenheit und familiärer Sicherheit. Immer wieder werden uns Erfahrungen berichtet von lernschwachen Kindern, die nach einer Stutenmilch-Kur wie ausgewechselt waren und plötzlich gute Noten nach Hause brachten.

Stutenmilch wirkt biologisch tiefgreifend, kräftigt, vitalisiert, erfrischt und belebt.

Stutenmilch wirkt biologisch tiefgreifend und nachhaltig auch bei älteren Menschen. Sie kräftigt, vitalisiert, erfrischt und belebt. Durch die Stutenmilch werden Sie zwar keine 30 Jahre jünger, aber Sie werden eine deutliche Verbesserung der Konzentration und Vitalität und damit der Lebensqualität schon nach wenigen Wochen feststellen können. Sie wissen ja: man ist nur so alt, wie man sich fühlt!

9.26. Behandlung von Tieren

Da sich viele Erkrankungen beim Menschen im wesentlichen nicht von jenen der Säugetiere unterscheiden, wird Stutenmilch auch in der Tierheilkunde erfolgreich eingesetzt. Groß angelegte Versuche an infektiös erkrankten Rindern, Schafen, Hunden und Katzen brachten erstaunliche Ergebnisse. Es wurden Bronchialpneumonien bei Schafen, Koliken bei Pferden, Erkrankungen des Magen-Darm-traktes, Coli-Bakeriose bei Schweinen, Wunden, Entzündungen, Abszesse, Phlegmone, eitrige Vaginitis, Endometritis, mangelnde Plazentaablösung uvm. erfolgreich therapiert. Ein Schäferhund litt an chronischer Drüsenverhärtung. Sein Besitzer, der aus gesundheitlichen Gründen selbst Stutenmilch trank, gab täglich seinem Hund einen kleinen Schluck. Die Leiden des Hundes waren nach 4 Wochen verschwunden und der Hund wurde schneller gesund als sein Besitzer. Ähnliche Erfahrungen liegen auch bei Lungenentzündungen von Katzen vor.

Auch bei Tieren große Wirkung!

Nachdem Stutenmilch auch bei Tieren große Wirkung zeigt, ist das manchmal gebrauchte Argument des „Placeboeffektes" hier nicht haltbar. Die Therapie bei Tieren erfolgt über Verfütterung bzw. als lokale Anwendung.

9.27. Risikogruppen

Risikogruppen für die Behandlung mit Stutenmilch gibt es eigentlich nicht. **Diabetiker müssen aber unbedingt pro viertel Liter Stutenmilch 1,4 BE mitrechnen.**

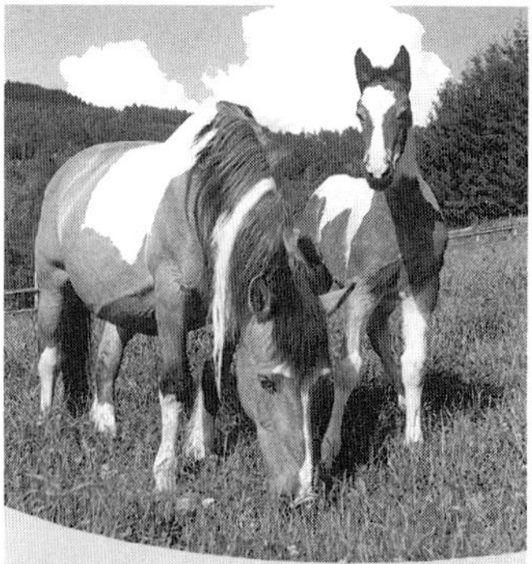

10.

Erfahrungsberichte und Fallbeispiele

Die folgenden Berichte von Heilerfolgen mit Hilfe von Stutenmilch sollen dem Leser und der Leserin die Bandbreite der Wirkung dieses kostbaren Getränkes anschaulich machen.

Die Autoren haben über viele Jahre Dankesbriefe und Berichte gesammelt, die Fälle 1 bis 13 wurden von den Erkrankten persönlich dargestellt, 14 bis 32 haben die Autoren aus ihrer Sicht rekonstruiert. Alle betroffenen Personen sind den Autoren persönlich bekannt.

Erfahrungsberichte

Fall 1 – Leber, Baby (Andrea S.)

„Als ich mein erstes Kind bekam, war ich glücklich, dass alles gut gegangen und mein Kind ganz gesund war. Leider musste die Ärztin nach ein paar Tagen feststellen, dass mein Sohn bis zu diesem Zeitpunkt noch keinen Stuhl hatte, nicht einmal das Kindspech ging weg. Das Baby war daher komplett verstopft und vergiftet. Die behandelnde Ärztin operierte das Baby sofort und verpasste ihm einen Seitenausgang. Nach der Operation teilte sie mir den Ernst der Lage mit. „Denn", so sagte sie „ohne Lebertransplantation hat das kleine Kind keine Lebenschance, da die Leber bereits aufgehört hat zu arbeiten". Diese Nachricht erschütterte meinen Mann und mich. Ich war verzweifelt und machte mir Vorwürfe. Wie sich herausstellte, hatte die Hebamme den Ernst der Lage übersehen oder gar nicht darauf geachtet. Mein todkranker Sohn vertrug nicht einmal meine Muttermilch. Stattdessen verordneten ihm die Ärzte eine Spezial-Astronauten-Kost. Doch auch diese vertrug das Baby nicht. Die lebenswichtige Transplantation der Leber konnte auch nicht sofort durchgeführt werden, da keine Babyleber verfügbar war. Es blieb uns also nichts anderes übrig als abzuwarten, bis eine Operation möglich war, falls das Baby nicht vorher starb. Es stand nicht gut um mein Kind, und so holte ich es vom Spital nach Hause.

„Mein todkranker Sohn vertrug nicht einmal meine Muttermilch."

Ich hatte bereits von der Heilwirkung der Stutenmilch gehört und dass diese der Muttermilch am ähnlichsten sei. Wir alle waren natürlich sehr skeptisch, denn unsere Ärzte konnten nicht helfen, und diese Milch sollte angeblich unser Kind wieder zu Kräften bringen? Es klang sehr unwahrscheinlich, doch wir wollten nichts unversucht lassen. Wir besorgten uns zunächst einen viertel Liter Stutenmilch. Meine Familie und ich waren, wie ich schon sagte, sehr skeptisch, ob das Baby die Stutenmilch überhaupt vertragen würde. Zu unserer und vor allem meiner eigenen Überraschung vertrug es die Milch sehr gut, was bei meiner eigene Milch ja nicht der Fall war. Das Baby trank die Milch mit Begeisterung. Bereits nach wenigen Tagen konnte ich die beruhigende Wirkung der Milch feststellen. Mein Kind begann plötzlich in seiner Umgebung wieder interessiert herumzuschauen. Der Unterschied war wie Tag und Nacht. Das Baby, das von den Ärzten und uns schon fast aufgegeben worden war, lebte jeden Tag mehr auf und begann am Ende der ersten Woche dank der Stutenmilch zu lächeln. Ja, man sah und spürte die zunehmende Besserung. Das Glück kehrte in unser Haus zurück. Ich hätte nie gedacht, dass mein todkrankes Kind einmal sein Leben der Stutenmilch verdanken würde. Unser Kleiner trank täglich 3 oder 4 viertel Liter Stutenmilch. Es erwies sich als wirklicher Ersatz für die Muttermilch. Nach der ersten Woche fuhr ich zur Kontrolle nach Graz ins Landeskrankenhaus. Die Ärztin, die unseren Sohn behandelte, war wirklich verwundert, als sie uns beide wiedersah und registrierte, wie gut es dem Baby ging. Die Verwunderung wurde noch größer, als sie das Kind untersuchte. Die Diagnose ergab, dass die Leberwerte und das Blutbild sich bereits erheblich gebessert hatten. Dies war dann für mich der beste Beweis für die Wirkung der Stutenmilch, und wir setzten die Verabreichung der Stutenmilch fort. Bei jeder Untersuchung in Graz waren die Werte des Kindes besser, und eine

„Das Baby, das von den Ärzten und uns schon fast aufgegeben worden war, lebte jeden Tag mehr auf."

Leber-Transplantation wurde immer unnötiger. Nach einem halben Jahr konnte sogar der Seitenausgang rückoperiert werden. Die Ärztin, die unserem Kind zuerst keine Überlebenschance ohne Lebertransplantation gegeben hatte, war begeistert. Sie sagte: „Es ist ein Wunder, dass das Baby überhaupt lebt. Kein Mensch hat bis jetzt mit solchen Leberwerten überlebt.
Unser Sohn trank bis zum Ende seines ersten Lebensjahres weiter Stutenmilch. Inzwischen sind viele Jahre vergangen, er ist wohl auf und besucht derzeit als gesunder Junge die 2. Klasse der Volksschule."

Fall 2 – Bauchspeicheldrüsenkrebs (Karl G.)

„Ich war immer ein gesunder Mann mit viel Energie. Eines Tages jedoch bekam ich Schmerzen und ging zum Arzt. Der schickte mich gleich nach Graz ins Landeskrankenhaus. Die Diagnose lautete: Bauchspeicheldrüsenkrebs im fortgeschrittenen Stadium in der Größe von 8cm. Man kann sich vorstellen, wie verzweifelt ich war. Ich war ja erst 50 Jahre alt und bis zu diesem Zeitpunkt eigentlich nie krank gewesen. Die Ärzte gaben mir klipp und klar zu verstehen, dass ich in meinem derzeitigen Zustand höchstens noch 3-4 Wochen zu leben hätte. Eine Operation und die sonst übliche Chemotherapie schien für sie auch schon zu spät zu sein, und so schickten sie mich einfach wieder nach Hause. Sie gaben mir den Rat: „Genießen Sie einfach noch Ihr vor Ihnen liegendes Leben und essen und trinken Sie, was Ihnen schmeckt." Zuerst aus heiterem Himmel die Hiobsbotschaft mit der Diagnose: Bauchspeicheltumor und dann die noch größere: unheilbar! Plötzlich erinnerte ich mich an Erzählungen von angeblich guten Heilerfolgen der Stutenmilch bei den unterschiedlichsten Krankheiten. Die Aussichten schienen zwar nicht rosig, aber ich war fest entschlossen, gegen meine Krankheit anzukämpfen. Es wurde mir empfohlen, mindestens 3-4 viertel Liter Stutenmilch täglich zu trinken, was

„Die Ärzte gaben mir klipp und klar zu verstehen, dass ich in meinem derzeitigen Zustand höchstens noch 3–4 Wochen zu leben hätte."

ich auch tat. Nach ein paar Wochen fühlte ich mich erheblich besser. Natürlich hatte ich auch die nötigen Ernährungsvorschläge befolgt. Nach einem halben Jahr ging ich das erste Mal zur Kontrolle. Bei dieser Untersuchung konnte außer einer Narbe kein Tumor mehr festgestellt werden. Ich war überglücklich. Die Ärzte und viele meiner Freunde zeigten sich sehr verwundert. Mittlerweile liegt das Ganze 7 Jahre zurück und ich erfreue mich nach wie vor bester Gesundheit."

Fall 3 – Tumor (Reinhard W.)

„Ich bin ein pensionierter Hüttenwirt und verbrachte immer gerne meine Zeit mit Menschen. Daher ließ ich mich als Gästebetreuer in einem Hotel anstellen. Dort standen auch regelmäßig Besuche eines Pferdegestüts in unserer Nähe auf dem Programm. Ich kannte Stutenmilch also bereits als Heilgetränk und war von ihrer positiven Wirkung überzeugt. Bei den Führungen wurde immer erwähnt, dass es sinnvoll ist, Stutenmilch vorbeugend zu trinken, um gar nicht erst krank zu werden. Doch ich fühlte mich stets gesund und sah daher keine Notwendigkeit, Stutenmilch als Gesunder zu trinken. „Wenn ich einmal krank sein sollte", so meine Ansicht, „weiß ich aber, was ich dagegen unternehmen kann." Im Dezember 1995 bekam ich auf einmal große Schmerzen und ging zum Arzt. Was ich da zu hören bekam, war für mich entsetzlich. „Sie haben ein Blattkarzinom auf der Lunge, man kann Sie leider nicht mehr operieren. Auch für eine Chemotherapie ist es zu spät, wie es aussieht, werden Sie Weihnachten nicht mehr erleben", sagte mir der Arzt nach der Untersuchung. Das war Anfang Dezember. Die Schulmedizin gab mich also auf, ich mich jedoch nicht! Mir kam in den Sinn, dass durch die Stutenmilch schon einigen Menschen mit Krebs geholfen wurde, so entschied ich mich zu einer Heimkur. Genau nach Empfehlung trank ich 4 mal

„Die Schulmedizin gab mich auf."

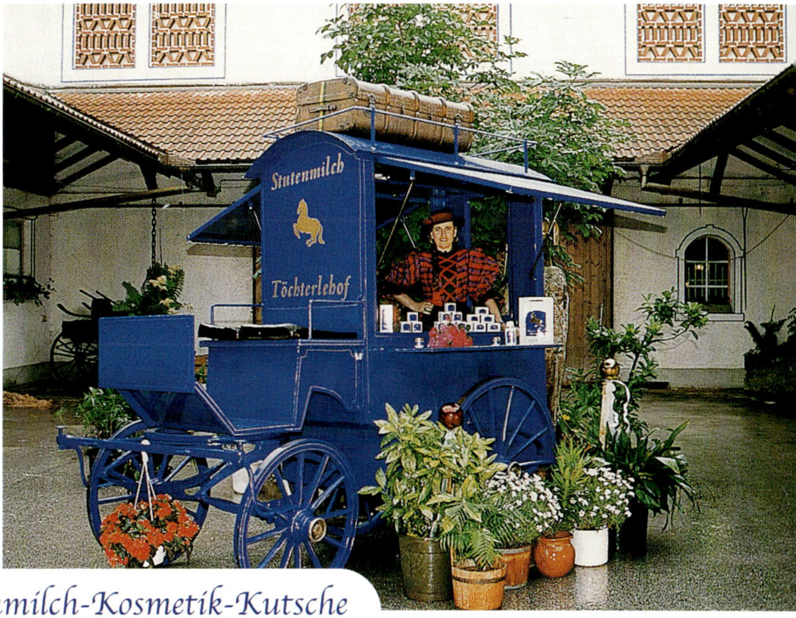

Die Stutenmilch-Kosmetik-Kutsche

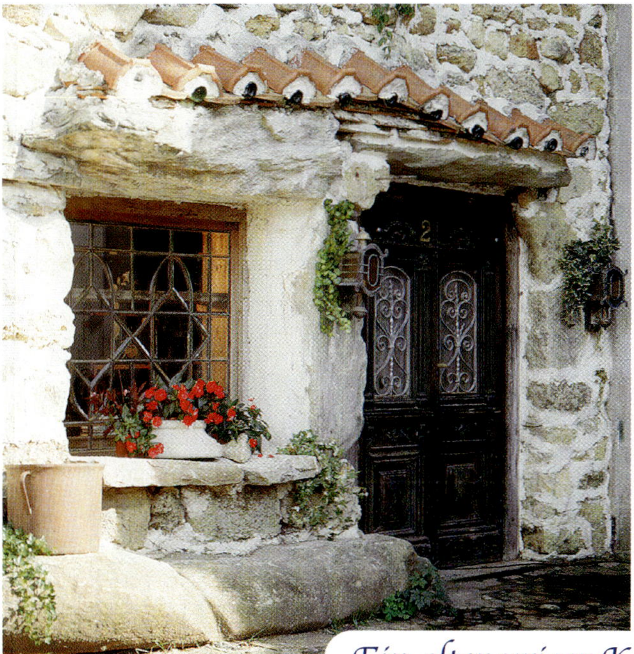

Ein alter uriger Keller

Die Ruhe,

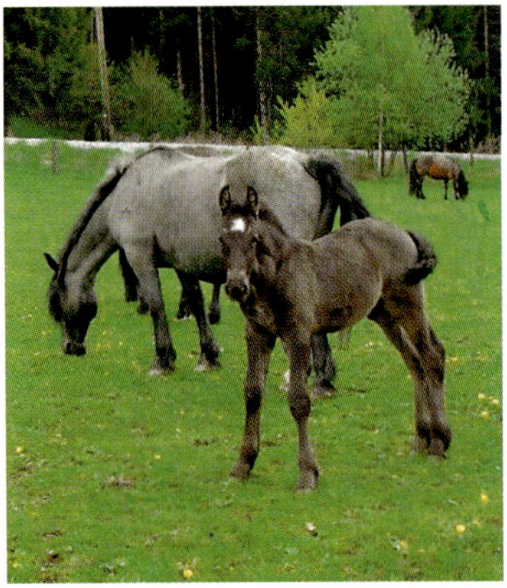

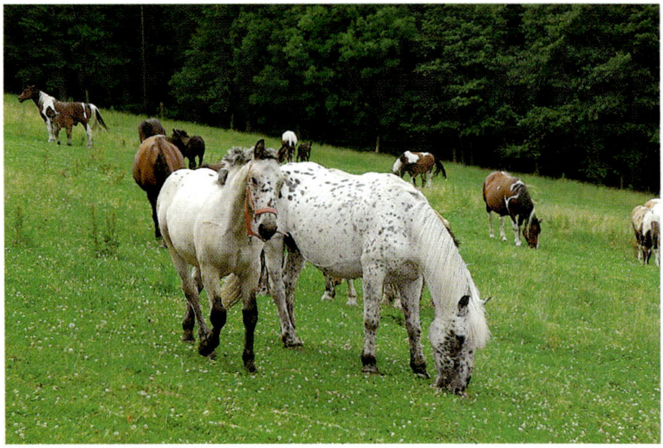

die Lebensfreude,

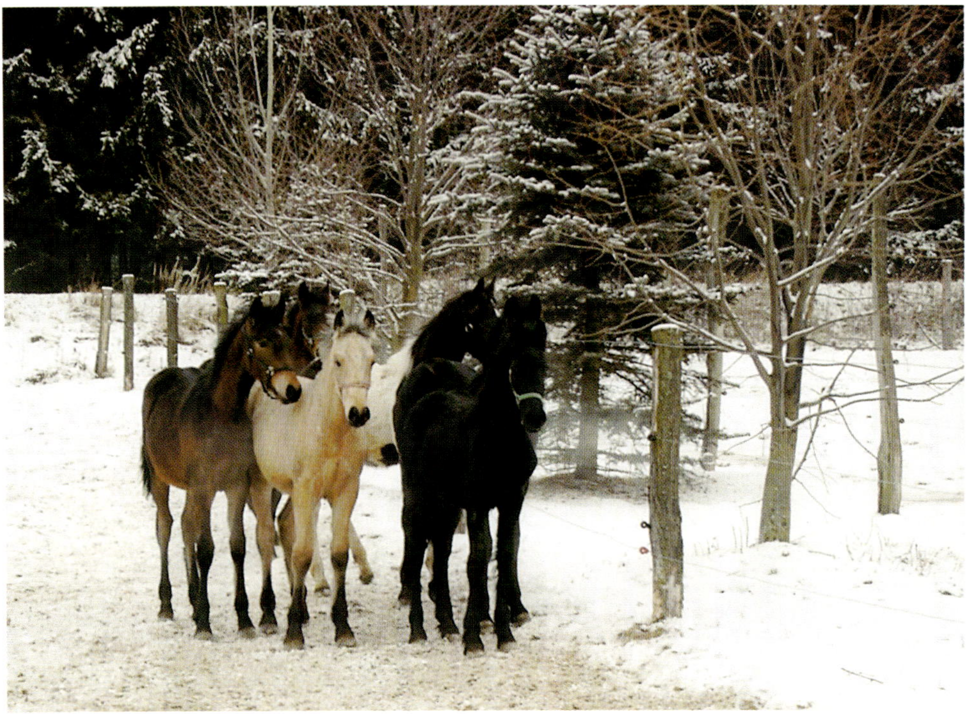

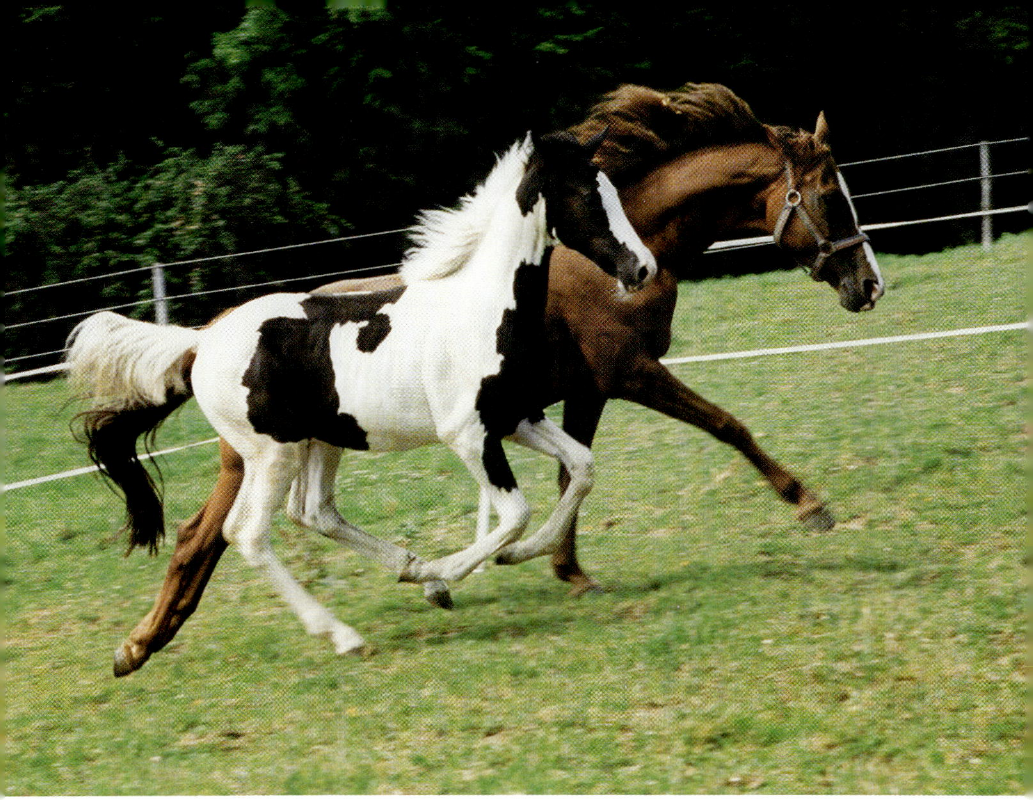

die Kraft der Pferde,

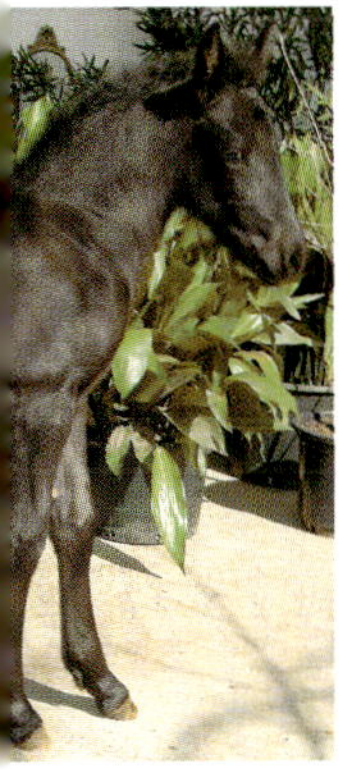

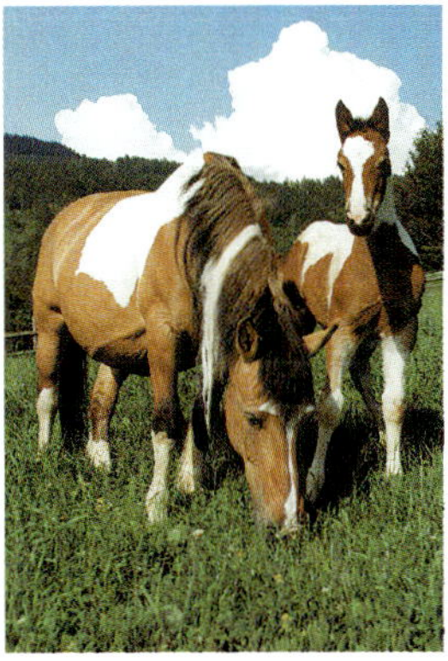

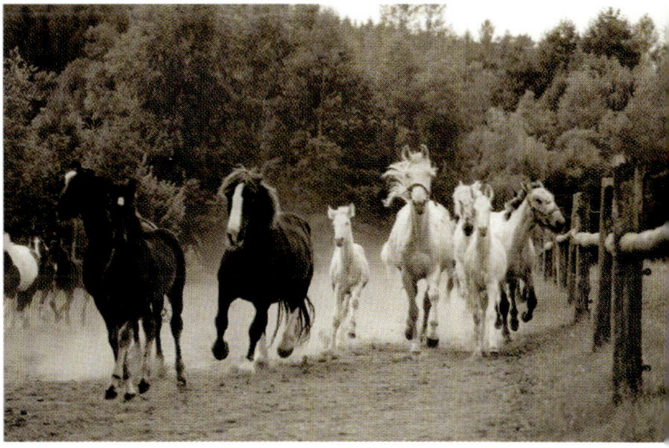

all dies findet man in der Stutenmilch

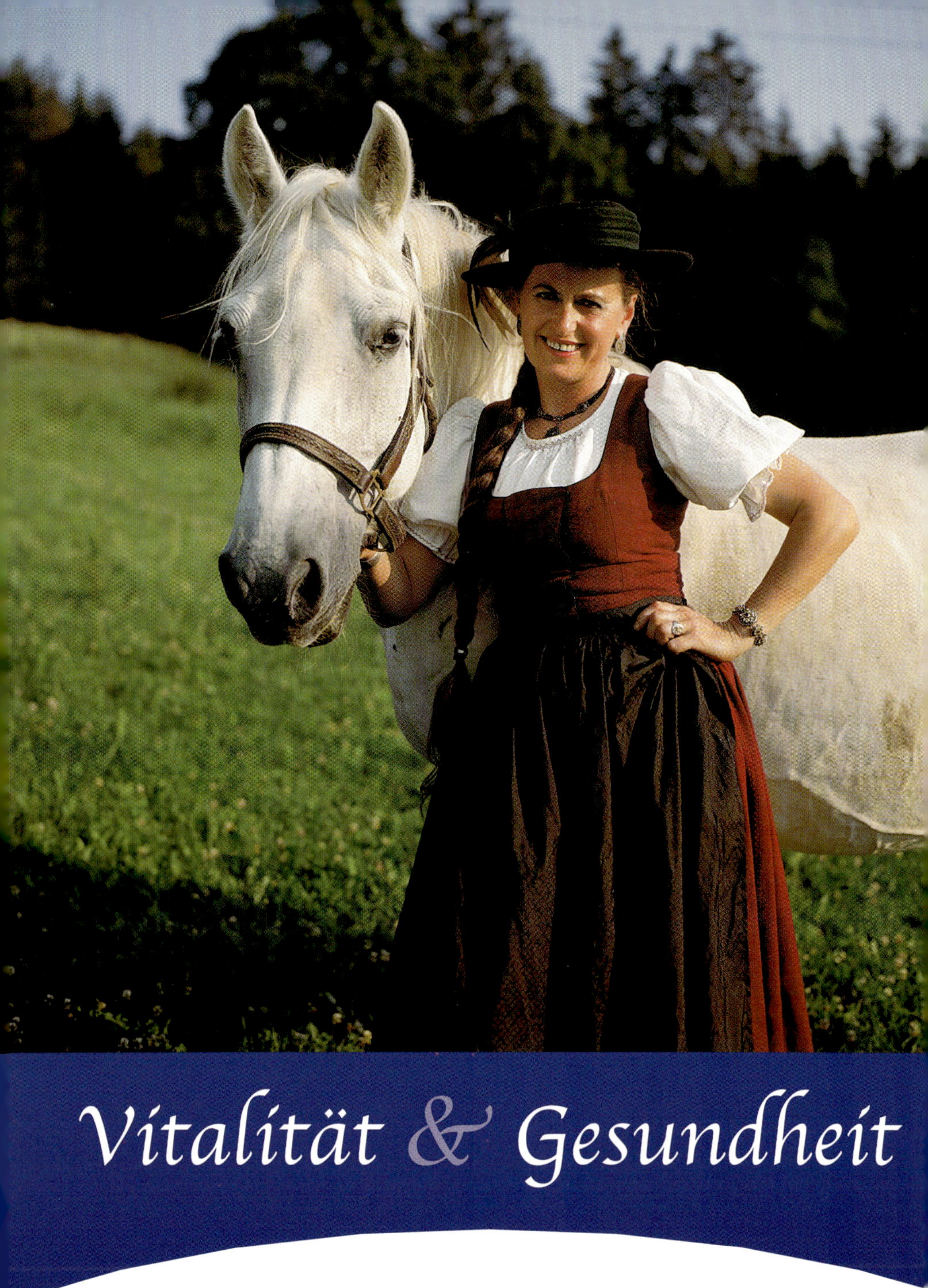

Vitalität & Gesundheit

am Tag einen viertel Liter Stutenmilch und aß nichts. Trotzdem litt ich auf Grund der Vollwertigkeit der Stutenmilch keinen Mangel. Nach zwei Wochen ließen die Schmerzen schon ein wenig nach, und es ging mir von Tag zu Tag besser. Nach fünf Wochen fing ich wieder langsam an zu essen, allerdings nur leichte, gesunde Kost. Im Jänner 1996 ging ich zur Kontrolle. Der Arzt staunte nicht schlecht, mich Wochen nach der Diagnose und Wochen nach der vermeintlichen weihnachtlichen Frist wieder zu sehen. Auf Grund meiner besseren Kondition begann er mit einer Strahlentherapie. Nach 8 Wochen war ich zwar noch nicht gesund, aber ich fühlte, dass wieder Lebensenergie in mich strömte. Nach einem halben Jahr, also im Juni 1996 stellte der Arzt fest, dass sich mein Tumor stark verkleinert und abgekapselt hatte. Auch Metastasen waren keine mehr im Körper zu finden. Die Ärzte, die Gäste und vor allem ich selbst, waren über die Wirkung der Stutenmilch höchst erstaunt. Ich trank meine Stutenmilch weiter, jetzt aber nur noch einen viertel Liter am Tag. Nach einem Jahr konnte man nicht einmal mehr Krebszellen in meinem Körper feststellen. Seither sind viele Jahre vergangen, und ich fühle mich so gesund wie eh und je."

Fall 4 –Verdauung, Darmflora (Judith H.)

„Mit 12 Jahren hatte ich immer wieder unter starken Schmerzen zu leiden und ging deshalb zum Arzt. Der Arzt gab mir Antibiotika, obwohl er nicht feststellen konnte, woher die Schmerzen kamen. Mir ging es immer schlechter, und ich musste oft von der Schule fernbleiben. Über Monate verschlechterte sich meine Gesundheit zusehends. Zum Schluss wollte ich nichts mehr essen, denn alles, was ich aß, erbrach ich wieder. Ich hatte starken Durchfall und häufigen Brechreiz. Mein Körper wurde immer schwächer, und ich lag fast nur noch im Bett. Ich war nur mehr Haut und Knochen,

„Zum Schluss wollte ich nichts mehr essen, denn alles, was ich aß, erbrach ich wieder."

und meine Lebensfreude wurde täglich weniger. Eines Tages kam meine Großmutter ganz aufgeregt mit einer Neuigkeit zu uns. „Stutenmilch" so sagte sie, „wird dir helfen gesund zu werden." Sie hatte von den vielen Anwendungsmöglichkeiten gehört und sogar schon eine Trink-Kur für mich gekauft. Schon nach ein paar Tagen bekam ich neue Energie und Lebensfreude. Stutenmilch musste ich auch nicht wie alle anderen Speisen erbrechen. Nach 14 Tagen hatte ich keinen Durchfall mehr und meine Verdauung funktionierte täglich besser. Meine Kur begann ich mit drei viertel Litern Milch am Tag. Später trank ich nur noch zwei viertel Liter pro Tag. Insgesamt nahm ich rund 4 Monate lang Stutenmilch zu mir. Danach war ich gesund genug um die Schule wieder besuchen zu können. Einige Wochen später ging ich wegen Zahnschmerzen zum Zahnarzt. Er stellte fest, dass alle meine Zähne entzündet und vereitert waren. In der Schule hatten wir gelernt, dass Zahnentzündungen auf den ganzen Körper ausstrahlen können. Genau das traf auf mich zu! Auf Grund der Eiterherde in meinen Zähnen schmerzte mein ganzer Körper. Der Hausarzt hatte das übersehen und mich dafür mit Antibiotika vollgepumpt. Die Nebenwirkungen dieser Medikamente hatten zerstörerische Folgen für meine Verdauung. Ich versäumte fast ein Schulsemester auf Grund meiner Krankheit, doch durch die Stutenmilch wurde meine Verdauung und Gesundheit wieder richtig hergestellt, und ich konnte trotz der langen Zeit, in der ich nicht in der Schule gewesen war, das Schuljahr mit guten Noten abschließen."

„Meine Verdauung funktionierte täglich besser."

Fall 5 – Leber (Johann M.)

„Von Beruf bin ich Pfleger in einem Krankenhaus. Zu meiner Arbeit gehört es auch, die Blutkonserven für die Bluttransfusionen herzurichten. Einmal hatte ich eine kleine Verletzung an der Hand und kam mit Blut von der Konserve in Berührung. Zunächst passierte nichts, jedoch ging es mir nach einigen Tagen sehr schlecht, und ich ließ mich von einem Arzt untersuchen. Er konnte es selbst fast nicht glauben, denn meine Leber zeigte Werte über 1000 IE/l. (Die Gamma-Glutamyl-Transferase [Gamma-GT] ist an der Umsetzung der Aminosäuren beteiligt und kommt in der Leber vor. Die Normwerte liegen bei Männern zwischen 6 und 28 IE/l Serum, bei Frauen zwischen 4 und 18 IE/l. Sind die Werte erhöht, deutet dies auf eine Lebererkrankung hin.)

„Meine Leber zeigte Werte über 1000 IE/l."

Auf die darauf folgende Behandlung sprach ich nicht besonders gut an, und die Werte blieben unverändert. Ich war ratlos. Ein guter Bekannter erzählte mir von der Stutenmilch. Tage zuvor hatte er einen Beitrag im Fernsehen gesehen. Dort sprach ein Arzt über die Heilwirkung und Anwendung der Stutenmilch. „Wenn es mir nicht hilft, wird es wohl auch nicht schaden", dachte ich und begann mit einer Stutenmilch-Kur. Bei einer kompetenten Beratung wurde mir nahe gelegt, täglich drei Mal einen viertel Liter Stutenmilch zu trinken. Obwohl es mir nach einem Monat schon viel besser ging und meine Werte sanken, trank ich die Milch insgesamt fünf Monate lang. Nach dieser Zeit ließ ich mich wieder untersuchen. Es war kaum zu glauben, durch den Kontakt mit dem Fremdblut hatte ich mich mit Hepatitis C infiziert. Doch nach fünf Monaten Behandlung mit Stutenmilch waren meine Leberwerte wieder normalisiert auf einen Wert von 25.

Das alles liegt nun schon etliche Jahre zurück. Dank der Stutenmilch erfreue ich mich immer noch strahlender Gesundheit und bester Leberwerte."

Fall 6 – Leber, Nerven (Rosa H.)

„Im Alter von 52 Jahren stellte mein Arzt für mich einen Antrag auf die Frühpension. Meine Leber arbeitete nicht mehr richtig und meine Werte waren viel zu hoch (700 IE/l). Wie der Arzt mir später

„Meine Leber arbeitete nicht mehr richtig."

sagte, gab er mir nach seiner Einschätzung nur mehr 6 Monate zu leben. Ich las in der Zeitung über die beruhigende Wirkung der Stutenmilch. Irgendwie war ich überzeugt, dass die Stutenmilch mir helfen würde. Was mir bereits nach wenigen Tagen auffiel, war mein tiefer Schlaf. Mein Mann meinte, ich sei auch viel ruhiger und ausgeglichener geworden.
Doch das erfreulichste kam erst beim nächsten Arztbesuch. Er untersuchte mich und hielt für meinen Zustand ungewöhnlich gute Werte in den Händen. Auf die Frage, was ich denn unternommen habe, antwortete ich ihm etwas zögernd „Stutenmilch getrunken". Der Arzt empfahl mir, auf jeden Fall weiterzutrinken. Nach ca. vier Monaten Trink-Kur hatte ich wieder normale Leberwerte. Die Frühpension wurde zwar gestrichen, und ich musste bis zum Eintritt der normalen Altersgrenze für Pensionisten arbeiten, aber ich war wieder gesund und überglücklich. Was hilft einem Todkranken die Frühpension, wenn er sie auf Grund von Krankheit nicht genießen kann?
Das war 1980, inzwischen bin ich schon seit langem in Pension, und zwar gesund!"

Fall 7 – Leber (Rosalia M.)

„Ich wurde mit Tabletten vollgepumpt, aber nichts half gegen das Virus."

„Vor vielen Jahren hatte ich eine verseuchte Bluttransfusion erhalten und war an Hepatitis C erkrankt. Ich wurde mit Tabletten vollgepumpt, aber nichts half gegen das Virus. Ich bin von den Ärzten aufgegeben worden. Dann habe ich erfahren, dass Stutenmilch sehr gut hilft. So probierte ich sie selbst, und es half! Heute kann ich wieder arbeiten und bin guter Dinge. Ich bin wieder der Mensch, der ich früher war, fröhlich, unternehmungslustig und gehe gern wandern. Das alles konnte ich während der Krankheit nicht mehr. Seit 1988 trinke ich die Stutenmilch regelmäßig, und es geht mir sehr gut. Ich kann sie nur weiter empfehlen."

Fall 8 – Allgemein, Zucker, Haut (Familie Karl)

„Für mich ist die Stutenmilch eine wahre ‚Zaubermilch'. Unsere gesamte Familie trinkt sie, und unser Wohlbefinden ist merklich angestiegen. Besonders bei unserem 93-jährigen Opa ist der Doktor sehr erstaunt. Seine Befunde haben deutlich bessere Werte, seine Inkontinenz hat aufgehört und er geht sogar ohne Stock. Im Großen und Ganzen kann man sagen, er fühlt sich um 20 Jahre jünger. Bei meinem Sohn Erwin, 40 Jahre, wurde vor einiger Zeit Zucker festgestellt. Auch diese Werte waren bei der letzten Kontrolle so gut, dass der Doktor meinte, der Blutbefund müsse wohl vertauscht worden sein ..."

„Stutenmilch – eine wahre ‚Zaubermilch'."

Fall 9 – Neurodermitis (Magdalena H.)

„Mein Sohn, heute fast drei Jahre alt, hat mit fünf Wochen plötzlich Neurodermitis bekommen, obwohl ich ihn gestillt habe. Zuerst bin ich zum Hausarzt gegangen, weil ich nicht wusste, warum er Flecken im Gesicht bekommen hat. Der verschrieb Gammalinoleumsäurekapseln und Gammalinoleumsalbe. Leider blieb der Erfolg aus. Es wurde Herbst und die Neurodermitis wurde schlimmer. Wir haben eine Bachblütentherapeutin aufgesucht und eine Kur gemacht, drei Monate lang. Wieder stellte sich kein Erfolg ein. Es wurde immer schlimmer, das Gesicht war bis auf die Nase, die Augen und den Mund teilweise offen. Auch an Hals, Bauch, Beinen und Armen tauchten diese juckenden Flecken auf. Wir fuhren zu einem homöopathischen Arzt. Dieser untersuchte auf Allergien, leider ohne Ergebnis. Auch die verordnete Kur mit diversen Globuli und Tropfen, die sechs Monate dauerte, brachte keinen wirklichen Erfolg. So ging das fast zwei Jahre, wir fuhren von einem Arzt zum nächsten, leider hat all das nicht geholfen. Nun gab es nur mehr Cortison.

„Das Gesicht war bis auf die Nase, die Augen und den Mund teilweise offen."

Meine Schwester erzählte mir von der Stutenmilch, wir begannen sofort mit einer Stutenmilch-Kur. Die ersten zwei Wochen waren zwar noch schlimmer als zuvor, man hatte uns aber auf diese Erstverschlimmerung hingewiesen. Bereits nach einem Monat war das Gesicht und der Hals meines Sohnes nicht wiederzuerkennen: es war alles verheilt! In der Zwischenzeit ist fast ein Jahr vergangen, und nur an der rechten Hand findet man noch ein kleines, etwas rötliches Fleckchen als letzten Rest der Krankheit. Ich verwende auch heute noch die Stutenmilch-Salbe und bin begeistert."

Fall 10 – Allergie, Haut (Eva M.)

„Ich litt unter vielen Allergien u. a. Hauttrockenheit, Bienenstichallergie, Hausstauballergie u.s.w. und unter jahrelanger Darmträgheit und allgemeiner Müdigkeit – man könnte tausend Dinge aufzählen. Seit ich die Stutenmilch trinke, fühle ich mich rundum pudelwohl. Meine Verdauung funktioniert wieder, ich habe mein Übergewicht verloren, und meine Lebenslust ist wiedergekehrt. Die Haut, besonders im Gesicht, hat sich zusehends geglättet. Die Stutenmilch ist für mich wahrlich ein Lebenselixier."

„Seit ich die Stutenmilch trinke, fühle ich mich rundum pudelwohl."

Fall 11 – Magenleiden, Allergie (Inge Z.)

„Weil ich so oft krank war, musste ich in Frühpension gehen. Ich hatte immer Magenschmerzen und habe nichts mehr vertragen. Ich wusste nicht mehr, was ich noch essen sollte. Dazu kam noch die Allergie mit schrecklichem Juckreiz.

Eine Bekannte erzählte mir von der Stutenmilch. Trotz meiner Skepsis probierte ich die Milch. Nach ein paar Tagen verbesserte sich der Juckreiz deutlich, und die Magenbeschwerden ließen nach. Am Ende der Monats-Kur waren die Beschwerden wie weggewischt. Ich hätte nie geglaubt, dass die Stutenmilch eine so heilende Wirkung hat. Da ich nur eine Mindestpension beziehe, mache ich nur 5–6 Mal pro Jahr eine Kur. Wenn ich könnte, würde ich jeden Tag Stutenmilch trinken."

„Ich hätte nie geglaubt, dass die Stutenmilch eine so heilende Wirkung hat."

Fall 12 – Drüsenkrebs (Theresia H., 94 Jahre)

„Ich war bis ins hohe Alter immer ein lebensfroher Mensch. Kranksein kannte ich kaum. Mit 80 Jahren bin ich noch mit meinem eigenen Pferd ausgeritten. Auch meinen Haushalt und meinen Garten machte ich mit viel Freude selbst. Eines Tages hatte ich große Schmerzen. Mein Sohn brachte mich zum Arzt. Der schickte mich ins Krankenhaus. Die Ärzte stellten einen Drüsenkrebs fest und verordneten mir Chemotherapie. Die Therapie machte mir ziemlich zu schaffen. Meine Haare gingen aus, und ich wurde immer schwächer. Mein Sohn konnte es nicht mehr mit ansehen und wollte mich mit nach Hause nehmen. Die Ärzte waren empört, man solle eine Chemotherapie nicht unterbrechen. Es sei unverantwortlich, und mein Sohn sei Schuld, wenn ich sterbe, sagten die Ärzte zu ihm.

„Mein Sohn konnte es nicht mehr mit ansehen und wollte mich mit nach Hause nehmen.“

Auf Empfehlung hin besorgte mir mein Sohn die Stutenmilch. Unverzüglich begann ich mit einer Trink-Kur. Es ging mir schon nach einigen Wochen viel besser. Ich trank drei viertel Liter Stutenmilch am Tag. Meine Gesundheit nahm durch die Stutenmilch von Tag zu Tag zu. Nach 6 Monaten war ich vollständig geheilt. Dies bestätigte die Kontrolluntersuchung im Krankenhaus. Jetzt kann ich sogar wieder tanzen und besuche regelmäßig mit meiner Familie den Buschenschank."

Fall 13 – Schuppenflechte (Doris B.)

„Seit meinem 11. Lebensjahr leide ich unter Psoriasis, auch Schuppenflechte genannt. Durch aufwendige, medikamentöse Kuren, Sonnenbestrahlung etc. konnte ich die Krankheit vorläufig besiegen und dachte auch schon längst nicht mehr daran, bis sich mit 25 Jahren wiederum die gleichen Symptome zeigten. Es begann erneut das Pilgern von Hausarzt zu Hausarzt, zwischen cortisonhältigen Präparaten, verschiedenen Diäten, Salzbädern usw.

Mein Zustand verbesserte sich jedoch kaum, der Ausschlag – besonders an den Beinen – wurde eher immer schlimmer, und auch mein seelischer Zustand geriet durch meine Unansehnlichkeit zusehends ins Wanken. Ein dreiwöchiger Ferienaufenthalt am Meer brachte zwar mehrmonatige Besserung, doch dann war alles wieder beim Alten.

Durch einen Zeitungsartikel erfuhr ich von guten Heilerfolgen bei Psoriasis durch die Behandlung mit Stutenmilchpräparaten, und da sämtliche bisher verwendeten Medikamente ohnedies mehr oder weniger keine Wirkung hatten, wanderten sie kurzerhand in den Mistkübel. Ich besorgte mir zunächst Stutenmilchkapseln und tatsächlich, ob eingebildet oder nicht, stellte sich eine Besserung insofern ein, als der Juckreiz verschwand und es zu keiner Neubildung von Flechten kam, worüber ich u. a. auch meiner Schwiegermutter berichtete.

Diese wiederum kam durch ein Inserat auf den Gedanken, mir eine Stutenmilch-Kur zum Weihnachtsgeschenk zu machen. Vorerst war ich skeptisch, ob es nicht doch besser wäre, bei den geschmacksneutralen Kapseln zu bleiben, anstatt Pferdemilch zu trinken. Ich habe mich aber dann doch glücklicherweise für letzteres entschieden und mit der Kur begonnen.

Bereits nach den ersten Milchpackungen, vorschriftsmäßig eingenommen, verspürte ich schon eine deutliche Verbesserung des Hautbildes und meines Gesamtzustandes. Die Flechtenflecken wurden täglich weniger, neue Flechten bildeten sich überhaupt keine mehr. Etwa einen Monat nach Beendigung der Kur war ich von meiner Schuppenflechte befreit, lediglich kleine, leicht gerötete Flecken an den Ellbogen sind geblieben. So kann ich heute wieder unbeschwert Minirock und kurzärmlige Kleidungsstücke tragen, ohne bei meinem Anblick entsetzte oder peinlich berührte Leute zu sehen."

„Etwa einen Monat nach Beendigung der Kur war ich von meiner Schuppenflechte befreit."

Weitere Fallbeispiele

Fall 14 – Kälte-Allergie (Lotte Ö.)

Eine Dame Mitte 50 litt schon seit Jahren an einer Kälte-Allergie. Sie ging von einem Arzt zum nächsten, doch es half so gut wie nichts. Ihre Verzweiflung war groß, und sie wusste nicht mehr weiter. Sie hörte von der Stutenmilch und begann unverzüglich mit der Kur. Es war kaum zu glauben, aber nach einigen Wochen hatte sie die Allergie fast ausgeheilt. Nur im Gesicht dauerte es einige Zeit länger, da dies ja immer der Kälte ausgesetzt ist. Ihr allgemeines Wohlbefinden wurde ebenfalls gesteigert. Ihre Widerstandfähigkeit gegen Erkältungskrankheiten wie Grippe, Husten und Schnupfen war deutlich verbessert.

Widerstandfähigkeit gegen Erkältungskrankheiten wie Grippe, Husten und Schnupfen war deutlich verbessert

Fall 15 – Leberzirrhose (Josef N.)

Ein älterer Herr, der von den Ärzten wegen seiner Leberzirrhose aufgegeben und heimgeschickt wurde, entschloss sich, eine Stutenmilch-Kur zu machen. Zu Beginn trank er täglich drei viertel Liter Stutenmilch. Nach 2 Monaten reduzierte er auf zwei viertel Liter. Sein Zustand besserte sich. Die Ärzte waren sprachlos. Inzwischen ist er 75 Jahre alt, trinkt nun einen viertel Liter täglich und genießt jeden Tag seines Lebens.

Fall 16 – Durchfall (Nicole G.)

Ein praktischer Arzt erkundigte sich nach der Wirkung der Stutenmilch, da seine Nichte schon seit 11 Jahren an Durchfall litt. Selber hatte er schon schulmedizinisch alles versucht, jedoch ohne

Erfolg. Auf Grund ihrer Erkrankung hatte sie auch Probleme, ihrer Arbeit im Büro nachzukommen. Ihre Krankheit war ihr ins Gesicht geschrieben. In den ersten Tagen veränderte sich ihr Zustand auf Grund der entschlackenden Wirkung der Stutenmilch nicht (Erstverschlimmerung). Doch danach war von Tag zu Tag eine Verbesserung festzustellen. Nach vier Monaten war sie geheilt. Sie trinkt heute zumindest zwei Monate im Jahr Stutenmilch zur Vorbeugung.

Von Tag zu Tag Verbesserung

Fall 17 – Wundheilung (Siegfried H.)

Nach einer Bestrahlung entschloss sich ein Mann zu einer Stutenmilchbehandlung, denn sein Rücken hatte seit der Bestrahlung eine große offene Wunde. Bereits seit einem halben Jahr litt er darunter. Er spülte die Wunde täglich mit Stutenmilch aus und trug anschließend Stutenmilch-Salbe auf. Nach nur einem Monat war die Wunde verheilt.

Fall 18 – Knochenbildung (Ingrid M.)

Nach einem Reitunfall hatte eine Dame mittleren Alters große Probleme mit der Schulter. Die Wunden wollten nicht verheilen, und die Schmerzen waren unerträglich. Nachdem sie einen Monat lang Stutenmilch trank, besserte sich die Knochenbildung und Wundverheilung zusehends von Tag zu Tag.

Besserung der Knochenbildung und Wundverheilung

Fall 19 – Schmerzen, Nerven (Agnes H.)

Eine 86-jährige Frau trinkt seit zwei Jahren regelmäßig Stutenmilch. Bei einem Unfall hatte sie sich die Hand gebrochen und seitdem ständig Schmerzen und ein Nervenleiden. Die Stutenmilch half sehr schnell die Verletzung zu verheilen. Sie ist seither schmerzfrei und wieder in der Lage, ihren Haushalt ohne fremde Hilfe zu meistern.

Fall 20 – Neurodermitis (Samuel S.)

Ein Baby kam mit Neurodermitis zur Welt. Im Alter von sechs Monaten begannen seine Eltern ihm täglich einen Liter Stutenmilch zu geben. Nach nur drei Monaten war die Krankheit geheilt und ist seitdem nie wieder aufgetreten. Das Kind ist inzwischen acht Jahre alt und kann alles essen, ohne Angst zu haben, dass die Haut zu jucken beginnt.

Fall 21 – Multiple Sklerose (Kerstin A.)

Eine junge Frau von 30 Jahren war bereits unfähig, aufrecht zu sitzen, so weit war die MS-Erkrankung schon fortgeschritten. Auf Grund einer mehrmonatigen Stutenmilch-Kur verbesserte sich ihr Gesundheitszustand zusehends, so dass zum Erstaunen ihrer Familie nach einem halben Jahr die Erkrankung nicht nur gestoppt war, sondern sie wieder selbst und ohne fremde Hilfe ihren Haushalt führen konnte.

Fall 22 – Allergie (Daniel S.)

Ein 30-jähriger Mann litt seit zehn Jahren an einer Staubmilben-Allergie. Keine ärztliche Behandlung half. Im Gegenteil, die Allergie wurde von Jahr zu Jahr schlimmer. Nach einer zwei-monatigen Stutenmilch-Kur waren sämtliche allergischen Reaktionen wie weggewischt und sind in den letzten zehn Jahren nie wieder aufgetreten.

Sämtliche allergischen Reaktionen wie weggewischt!

Fall 23 – Verdauung (Renate V.)

Eine 40-jährige Frau hatte so starke Verdauungsprobleme, dass sie oft den ganzen Tag nicht aufstehen konnte und nur im Bett blieb. Kein Arzt konnte ihr helfen. Man sagte ihr, sie müsse lernen, mit dem Problem zu leben. Von der Schulmedizin enttäuscht suchte sie nach Alternativen und begann mit einer Stutenmilch-Kur. Ihre

Besserung jahrelanger Beschwerden schon nach einigen Tagen

jahrelangen Beschwerden besserten sich schon nach einigen Tagen. Drei Monate lang trank sie ohne Unterbrechung Stutenmilch. Am Ende der Kur waren alle Magenschmerzen vorbei, und sie fühlte sich wie ein neuer Mensch.

Fall 24 – Allergie, Haut (Gertrude B.)

Unter allen möglichen Allergien, einem angegriffenen Nervensystem und einer Hautkrankheit, die die Ärzte nicht zuordnen konnten litt eine 60-jährige Frau seit neun Jahren. So trank sie jeden Tag einen halben Liter Stutenmilch. Nach drei Monaten war die Haut zum größten Teil abgeheilt. Insgesamt trank sie über ein Jahr lang Stutenmilch und erfreut sich seitdem blühender Gesundheit.

Fall 25 – Verstopfung, Kleinkind (Alexander Z.)

Ein 4-jähriges Kind litt hin und wieder an Verstopfung. Die Mutter gab ihm jedes Mal einen viertel Liter Stutenmilch, und eine halbe Stunde danach setzte der Stuhlgang ohne Schmerzen ein.

Fall 26 – Gürtelrose (Robert A.)

Ein Mann hatte jährlich mindestens einmal mit Gürtelrose zu kämpfen und war sehr anfällig für grippale Infekte und Erkältungskrankheiten. Er begann intensiv die Stutenmilch zu trinken. Nach einigen Wochen war eine deutliche Verbesserung zu sehen. Beschwerdefrei war er allerdings erst nach fünf Monaten. Seitdem trinkt er zwei bis drei Kuren jährlich als Vorbeugung.

Fall 27 – Leukämie (Kornelia K.)

Bei einem 12-jährigen Mädchen wurde Leukämie festgestellt. Das Mädchen begann sofort mit einer Menge von einem halben bis drei viertel Litern Stutenmilch pro Tag. Bei der Kontrolluntersuchung nach 8 Monaten waren die Ärzte völlig erstaunt. Die Werte waren normalisiert, und das Mädchen ist seitdem gesund.

Fall 28 – Parkinson (Ferdinand T.)

Im Alter von 65 Jahren wurde einem Mann wegen starker Verdauungsschwierigkeiten ein Seitenausgang operiert. Nach sechs Monaten wurde er zurückoperiert, wobei sich seine Beschwerden nicht besserten, und er zudem noch stark an der Parkinson'schen Krankheit litt. Die Ärzte hatten wenig Hoffnung. Er begann von sich aus mit einer Stutenmilch-Kur. Seit fünf Jahren trinkt er täglich einen viertel Liter Stutenmilch. Die Verdauung ist seitdem wieder in Ordnung, sein Allgemeinzustand ist hervorragend und seine Parkinson-Erkrankung hat sich nicht verschlechtert.

Fall 29 – Schuppenflechte (Johanna S.)

In der Hautklinik wurde extrem starke Schuppenflechte bei einer jungen Frau diagnostiziert. Auf Grund ihres Aussehens litt sie unter Depressionen. Von ihrem Hausarzt wurde ihr geraten, Stutenmilch zu trinken und auch die Stutenmilch-Pflegeprodukte zu verwenden. Seitdem erfreut sie sich wieder einer schönen, geschmeidigen Haut und großer Lebensfreude.

Rat des Hausarztes: Stutenmilch trinken.

Fall 30 – Rheuma, Akne (Sabine S.)

Eine Medizinstudentin aus Niederösterreich litt an Prüfungsstress, Konzentrationsschwäche, Verdauungsschwierigkeiten, starkem Rheuma, und schwerer Akne. Sie begann einen halben Liter Stutenmilch täglich zu trinken. Nach ein paar Wochen konnte sie eine deutliche Verbesserung ihres Hautbildes erkennen, und Monat für Monat wurden ihre Beschwerden weniger, bis sie vollständig gesund war. Jetzt trinkt sie vorbeugend 3-4 Kuren im Jahr.

Deutliche Verbesserung des Hautbildes

Am Ende der Kur waren zum Erstaunen des Arztes die Werte völlig in Ordnung.

Fall 31 – Wechselbeschwerden (Carmen L.)

Eine ältere Dame war auf Grund ihrer Wechselbeschwerden vier Monate in ärztlicher Intensivbehandlung. Ihr Zustand besserte sich durch die Therapie aber nicht. Nach dieser Zeit beschloss sie, unter ärztlicher Aufsicht eine 4-monatige Kur mit täglich einem halben Liter Stutenmilch zu machen. Am Ende der Kur waren zum Erstaunen des Arztes ihre Werte völlig in Ordnung und ihre Wechselbeschwerden verschwunden. Diese überaus positive Erfahrung bewog im Anschluss die Frau dieses Arztes, die auch an Wechselbeschwerden litt, ebenfalls Stutenmilch zu trinken.

Fall 32 – Hepatitis C (Erwin F.)

Bei einer Blutplasmaspende wurde ein junger Mann durch mangelhafte Hygiene mit Hepatitis C infiziert. Lange Zeit wusste er nicht, woher seine vielen Beschwerden kamen, bis er erfuhr, dass einige seiner Studienkollegen, die zur gleichen Zeit Blutplasma gespendet hatten, an Hepatitis C gestorben waren. Ein Arzt verschrieb ihm Kapseln mit Stutenmilch und Propolis. Von der Wirkung der Stutenmilch hatte er bereits gehört und entschied sich, die Stutenmilch pur zu trinken. Er begann mit drei viertel Litern Stutenmilch pro Tag. Seine Werte stabilisierten sich, und es ging ihm von Tag zu Tag wesentlich besser.

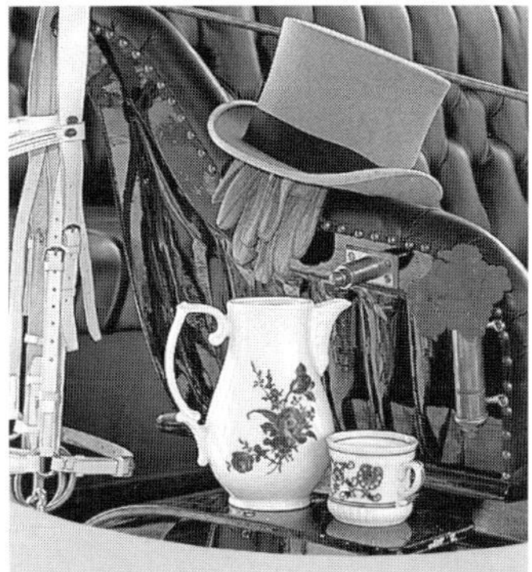

11.

Die Stutenmilch-Kur

Stutenmilch hat eine entschlackende Wirkung. Gerade am Anfang der Trink-Kur kommt es oft zu Durchfällen, manchmal zu Verstopfungen oder aber zu *Erstverschlimmerungen.* Letzteres wird oft bei Neurodermitis und Psoriasis beobachtet. Im Anschluss an die Entgiftung des Körpers, die einige Tage bis zwei Wochen dauert, baut die Stutenmilch die Darmflora wieder neu auf. Stutenmilch ist eine Bifidusmilch. Die Verdauung, die Stoffwechselvorgänge, das Nervensystem, das Immunsystem und die Haut u. a. hängen direkt oder indirekt von einer intakten Darmflora ab. Stutenmilch regt an, nährt und baut auf, regelt und regeneriert die Darmflora. Auf Grund der besonderen Zusammensetzung wirkt sie beruhigend auf das Nervensystem und stärkt das Immunsystem. Sie steigert daher das allgemeine Wohlbefinden und die Lebenslust.

11.1. Zubereitung

Gefrorene Stutenmilch

Nur etwa 15–20 Minuten und die Stutenmilch ist trinkfertig!

Gefrorene Stutenmilch wird aus dem Gefrierschrank genommen und in ein Gefäß mit lauwarmem Wasser (max. 30° C) gelegt. Es dauert nur etwa 15–20 Minuten, bis die Stutenmilch trinkfertig ist und schluckweise getrunken werden kann. Vom Auftauen der Stutenmilch im Kühlschrank über Nacht ist abzuraten, da die Stutenmilch durch zu langes Stehen einen bitteren Beigeschmack erhält.

Stutenmilchpulver

Stutenmilchpulver lässt man auf der Zunge zergehen und trinkt ausreichend Wasser nach, oder man rührt mit kaltem oder lauwarmem Wasser einen dicken Brei an, bis sich das Pulver ganz aufgelöst hat. Den Brei füllt man mit Wasser auf einen viertel Liter auf (250 ml). Auch hier gilt wieder: schluckweise trinken!

Stutenmilchkapseln

Es empfiehlt sich, mindestens 3 Kapseln pro Tag mit etwas Flüssigkeit vor den Mahlzeiten zu nehmen. Drei Kapseln enthalten 780 mg Stutenmilchpulver, 60 mg Gelee Royal und 27 mcg Selen.

11.2. Ablauf und Dauer einer Stutenmilch-Kur

Wenn irgend möglich, sollte Stutenmilch frisch oder in aufgetauter Form getrunken werden. Prophylaktisch wird zumindest für den Zeitraum von einem Monat einmal pro Jahr ein Verzehr von einem viertel Liter Stutenmilch täglich empfohlen. Bei akuten oder chronischen Erkrankungen sollte jedoch die Menge und Zeitspanne einer Kur verlängert werden. Dies ist individuell und krankheitsspezifisch verschieden zu handhaben. Die Dauer der Kur hängt von der Intensität einer Krankheit, dem Alter und dem allgemeinen Zustand der erkrankten Person und anderen Faktoren ab. Als einfache Formel kann man aber sagen, je länger und akuter Sie krank sind, desto mehr und länger muss die Stutenmilch getrunken werden. Erfahrungsgemäß werden in einer kurmäßigen Anwendung bei chronischen und akuten Krankheiten zwei bis sechs viertel Liter Stutenmilch pro Tag getrunken. Wichtig zu erwähnen ist, dass auch bei **jahrelangem, ständigem Verzehr von Stutenmilch keine negativen Erscheinungen oder unerwünschten Nebenwirkungen auftreten.**

Erfahrungsgemäß werden in einer kurmäßigen Anwendung bei chronischen und akuten Krankheiten zwei bis sechs viertel Liter Stutenmilch pro Tag getrunken.

Grundsätzlich wird die Stutenmilch in der Früh auf nüchternen Magen schluckweise getrunken. Sie kann aber auch am Abend als letzte Mahlzeit verzehrt werden. Wenn mehrere viertel Liter pro Tag getrunken werden, sollte die Stutenmilch etwa eine halbe Stunde vor den Mahlzeiten getrunken werden.

In der Früh auf nüchternen Magen

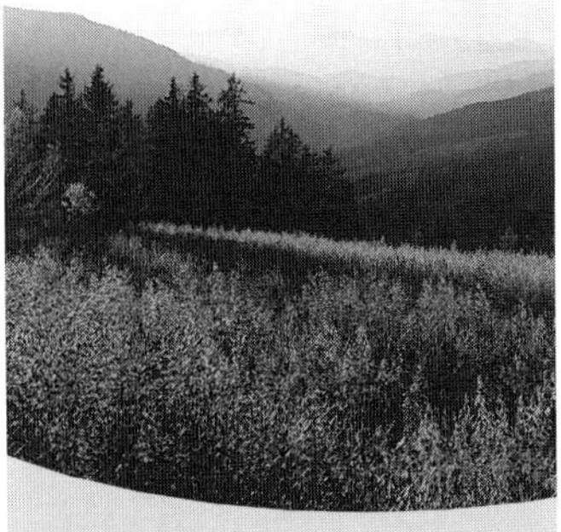

12.

Allgemeine Ernährungshinweise

Viele unserer sogenannten Zivilisationskrankheiten sind den Naturvölkern unbekannt. Die Situation ändert sich aber in dem Moment, wo solche Völker ihr traditionelles Leben und damit ihre natürliche, unbehandelte Nahrungsgrundlage aufgeben.

Zu den Zivilisationskrankheiten zählen: Krankheiten an Lunge, Magen, Darm, Leber, Galle, Bauchspeicheldrüse, Herz, Kreislauf, am Bewegungsapparat (Rheuma, Gicht), Immunsystem, Krebs u. a.

Das Thema Ernährung ist zu komplex, um es in wenigen Sätzen detailgenau zu erklären. Spezielle Fragen der Ernährungsumstellung bei einer Stutenmilch-Kur werden aber gerne von Dr. Werner Seidl und Herrn Thomas Derler-Töchterle in einer Beratung persönlich beantwortet. In diesem Kapitel sollen nur einige grundsätzliche Tipps mitgegeben werden, die es zu beachten gilt.

Vor hundert Jahren waren zahlreiche Krankheiten, mit denen man heute zu kämpfen hat, noch unbekannt. Die Lebensgewohnheiten aber vor allem die Ernährungsgewohnheiten waren ganz andere. Im Gegensatz zu heute wurde zum Beispiel in Europa die Fastenzeit eingehalten. Aus medizinischer Sicht ist dies auch heute noch ein sehr gutes gesundheitsprophylaktisches Mittel. Doch auch in der restlichen Zeit des Jahres konnte man nicht so üppig essen wie heute. Man ernährte sich zwangsweise gesünder als heute. Alle Lebensmittel waren biologisch, da die Chemie in der Landwirtschaft erst im 20. Jahrhundert aufkam. Seit diesem Zeitpunkt gibt es große Qualitäts-Unterschiede bei den Lebens- und Nahrungsmitteln. Lebensmittel, wie der Name schon sagt, sind lebendig, Nahrungsmittel enthalten im Gegensatz zu Lebensmitteln Konservierungsstoffe oder Ähnliches. Als Lebensmittel bezeichnet man zum Beispiel frisch geerntete, reife Früchte im Gegensatz zu Dosenpfirsichen, die als Nahrungsmittel bezeichnet werden müssen, Tomaten im Gegensatz zu Ketchup uvm. Unser Körper benötigt natürlich mehr Lebensmittel als Nahrungsmittel. Der Bio-Landbau unterliegt heute strengsten gesetzlichen Bestimmungen und liefert hochwertige Lebensmittel. Eine gesunde, ausgeglichene, abwechslungsreiche Vollwert-Kost mit gelegentlichen Fasten-Tagen ist für jeden – ob gesund oder krank – zu empfehlen.

Große Qualitäts-Unterschiede bei den Lebens- und Nahrungsmitteln

Essen Sie also:

- Vollkornbrot, Vollkornmehl und Vollkornmehlprodukte statt Weißbrot, Auszugsmehl und Auszugsmehlprodukte,
- Frisch zubereitetes Müsli (Frischkornbrei) mit Obst der Saison anstatt konservierter Fertigprodukte,
- mehr frisches, rohes, reifes Obst und Gemüse statt Fleischüberkonsum,
- Honig zum gelegentlichen Süßen statt weißen und braunen Fabrikzucker (der durchschnittliche Zucker-Verbrauch pro Kopf und Jahr liegt bei rund 50 kg),
- als Flüssigkeitsspender reines Wasser und Tees anstatt Alkohol oder Kaffee,
- selbstgepresste Säfte anstatt konservierte, gezuckerte Limonaden.

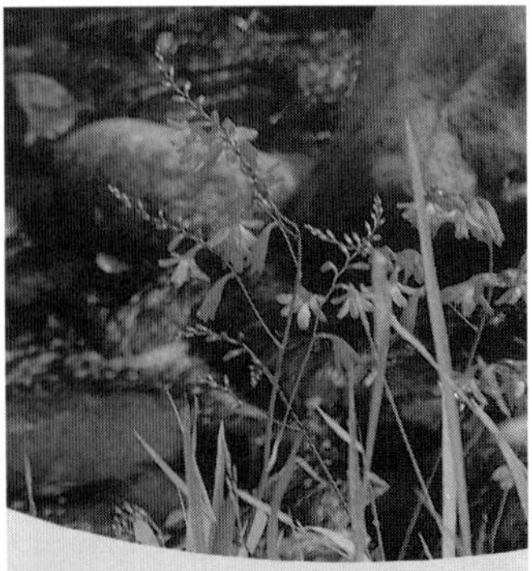

13.

Stutenmilch in Verbindung mit anderen Heilmethoden

Stutenmilch wird durch die Homöopathie, die Bach-Blüten-Therapie und die Schüssler-Salze hervorragend ergänzt. Auch die Verbindung mit Akkupunktur und Akkupressur hat sich sehr gut bewährt. Bei gleichzeitiger Einnahme von allopathischen (schulmedizinischen) Medikamenten und Stutenmilch wirkt die Stutenmilch lindernd auf die Nebenwirkungen der Medikamente. Welche Medikamente während der Trink-Kur mit Stutenmilch abgesetzt werden können, ist jedoch individuell verschieden, und es bedarf auf jeden Fall einer Rücksprache mit dem behandelnden Arzt.

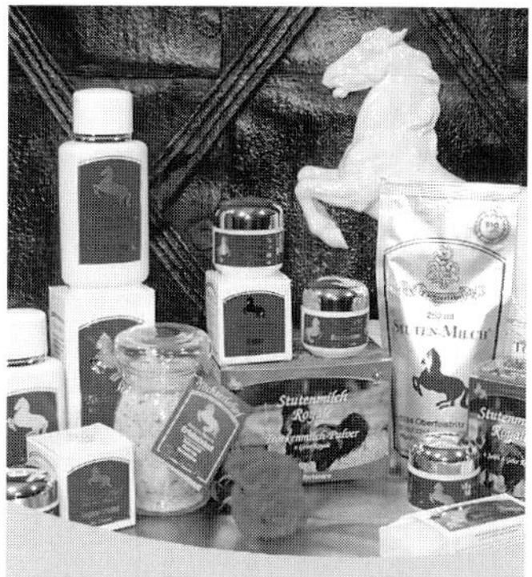

14.

Stutenmilch in der Kosmetik

Nachdem schon früh erkannt wurde, dass sich nach dem innerlichen Gebrauch von Stutenmilch viele Krankheiten besserten, sich das Gesicht verjüngte und die Haut schöner wurde, lag es nahe, ihre heilsame Kraft auch äußerlich anzuwenden. Wahre Schönheit strahlt von innen, besonders das weibliche Geschlecht ist seit jeher darauf bedacht, der natürlichen Schönheit ein bisschen nachzuhelfen. Weitläufig bekannt ist, dass sich die ägyptische Königin Cleopatra täglich in Stutenmilch gebadet hat, um sich ihre Schönheit und ihr jugendliches Aussehen zu erhalten. Wir wissen auch, dass sich seinerzeit die römische Kaiserin Poppaea, Kaiserin Maria-Theresia und Kaiserin Sissy in Stutenmilch badeten.

Heute lassen sich tausende Frauen, wie die Filmdiva Sophia Loren, durch die belebende Wirkung der Stutenmilch-Naturkosmetik verwöhnen, um die Jugendkraft und Schönheit zu bewahren.

Tinkturen, Salben und Einreibungen werden aus Stutenmilch schon seit vielen Jahrhunderten hergestellt. Damals war die Verwendung von Stutenmilch als Kosmetik nur den Reichen vorbehalten. Die Rezepturen, nach denen wir heute Stutenmilchkosmetik herstellen, stammen aus alten, überlieferten Rezepten der Kaiserzeit. Heute nennt man diese Produkte nicht Einreibung oder Tinktur, sondern Lotion und Creme.

Entzündungshemmende und regenerierende Wirkung

Auf Grund der Erfahrung mit Stutenmilch wusste man bei innerlicher Anwendung die anregende, belebende entzündungshemmende und regenerierende Wirkung zu schätzen und entdeckte auch rasch die Wirkungen von äußerlich angewendeten Stutenmilch-Produkten. Die Menschen wollen offensichtlich seit tausenden von Jahren das Gleiche, nämlich Fältchen kaschieren, die Haut verjüngen, Unreinheiten entfernen, trockene Haut geschmeidig machen, oder fettende Haut normalisieren.

14.1. Wirkungsweise

Förderung der Hautdurchblutung

Bei der therapeutischen Anwendung von Stutenmilch-Salbe bei Hauterkrankungen wird die Hautdurchblutung durch die Stutenmilch gefördert, zudem kommt bei der äußerlichen Anwendung auch die spezielle Eiweißzusammensetzung aus Albuminen und Globulinen zur Wirkung, die gemeinsam mit den ungesättigten Fettsäuren und Mineralstoffen der Haut alle wichtigen und hochwertigen Nährstoffe bieten. Die Stutenmilch wirkt auf den ganzen Stoffwechsel des Organismus, ebenso auf den Stoffwechsel der Haut. Da auch bei der äußeren Anwendung noch die beruhigende, entzündungshemmende und leicht antibiotische Wirkung der Stutenmilch erhalten bleibt, eignet sie sich sehr gut bei Rötungen und Entzündungen der gesamten Haut. Sehr gute Erfahrungen bei der äußeren Anwendung von Stutenmilch wurden auch bei Ekzemen, Schuppenflechte, Neurodermitis und Juckreiz gemacht, wobei die äußerliche Behandlung nur eine Unterstützung darstellen sollte. Absolut notwendig für eine Besserung und Heilung ist bei diesen Erkrankungen die Trink-Kur mit Stutenmilch. Spröde und trockene Haut wird gut mit Feuchtigkeit und Nährstoffen versorgt, müde Haut besser durchblutet, regeneriert und wieder straffer und geschmeidiger. Bei starken Hautunreinheiten und schwerer Akne ist unbedingt auch die innerliche Behandlung mit Stutenmilch notwendig.

14.2. Naturkosmetik

„Naturkosmetik" ist ein geschützter Begriff, und die Kriterien, die zu erfüllen sind, sind streng. Es dürfen nur Stoffe pflanzlichen, tierischen und mineralischen Ursprungs enthalten sein, die ausschließlich auf physikalischem oder enzymatischem Weg – also ohne chemische und synthetische Veränderungen gewonnen und weiterverarbeitet werden.

Hochwertige Naturkosmetik kann man nur mit Einsatz von hochwertigen Rohstoffen aus biologischem Landbau erzeugen.

Pflanzenöle haben den Vorteil, dass sie schnell einziehen und die natürliche Funktion der Haut unterstützen. Die hochwertigsten Pflanzenstoffe stammen aus Wildsammlungen, andere aus kontrolliert biologischem Anbau. Eine hochwertige Naturkosmetik kann man nur mit Einsatz von hochwertigen Rohstoffen aus biologischem Landbau erzeugen. Die Rohstoffkontrolle ist dabei wesentlich. Die für die Naturkosmetik verwendeten kalt gepres-

Die Wirkung von natürlichen Rohstoffen ist wesentlich effektiver!

sten Pflanzenöle und ätherischen Öle müssen absolut naturrein und biologisch kontrolliert sein. Die Wirkung von natürlichen Rohstoffen ist wesentlich effektiver als die synthetischer Rohstoffe. In der heutigen Kosmetikindustrie findet man größtenteils chemisch-synthetische Substanzen, die die natürlichen Wirkstoffe abgelöst haben.

Entscheidend für den Verbraucher, der sich für Naturkosmetik entscheidet, sind die gesetzlichen Bestimmungen über den Inhalt. Alle Inhaltsstoffe von Kosmetikprodukten müssen nach der international anerkannten INCI- (International Nomentclature of Cosmetik Ingredience) und CTFA-Norm voll deklariert sein. Die Reihenfolge der verwendeten Zutaten gibt Auskunft über die Menge der Inhaltsstoffe. Die vorgeschriebene INCI-Deklaration ist alles andere als verbraucherfreundlich, da sie die Inhaltsstoffe in lateinischer Bezeichnung aufführt, die CTFA-Deklaration ist in englischer Sprache.

Für Naturkosmetik dürfen keine Stoffe von toten Tieren, keine synthetischen Duft-, Geschmacks- oder Farbstoffe, keine organischen oder anorganischen Phosphate verwendet werden. Es dürfen nur kalt gepresste oder mit Wasserdampf destillierte, naturreine ätherische Öle eingesetzt werden. Verboten sind ebenfalls synthetisch hergestellte Fette und Erdöl-Derivate.

Alternativen zur chemischen Konservierung

Die Naturkosmetik darf zwar keine Konservierungsstoffe enthalten, das bedeutet aber nicht, dass sie nicht haltbar ist, denn es gibt wirkungsvolle Alternativen zur chemischen Konservierung. Alleine durch mehr Sorgfalt und Hygiene bei der Produktion kann oft auf Konservierungsmittel verzichtet werden. Durch moderne Herstellungsverfahren wie Reinraumtechnologie, Herstellung unter

Vacuum und Stickstoff und durch Drucksterilisation wird die chemische Konservierung unnötig. Auch die Wahl der Verpackung spielt für die Haltbarkeit eine wesentliche Rolle.

Die Haut ist unser größtes und sensibelstes Sinnesorgan. Sie ist das größte Ausscheidungsorgan des Menschen, über sie werden Toxine – innere und äußere Gifte – ausgeschieden. Wenn der Körper Probleme mit der Ausscheidung von Giften hat, zeigt sich dies meist auf der Haut. Kosmetik für die Haut kann also immer nur eine symptomatische Behandlung sein. Kosmetika sollen die natürlichen Funktionen der Haut unterstützen – sie dürfen die Haut nicht verschließen, sie sollen mithelfen, den Säuremantel der Haut zu schützen, und vor allem sollen sie möglichst frei von synthetischen Konservierungs-, Farb- und Duftstoffen oder Hormonen sein. Die künstlichen Inhaltsstoffe in den gängigen kosmetischen Produkten sind alles andere als unproblematisch. Oft nehmen sie dem Körper wichtige Funktionen ab, Aufgaben, die er eigentlich aus eigener Kraft erfüllen soll und kann. Passiert dies über einen längeren Zeitraum hinweg, kann es sein, dass er es verlernt. Ein typisches Beispiel für dieses „Verlernen" ist die Verwendung von Feuchtigkeit spendenden Hautcremes, die fast ausschließlich aus petrochemischen Rohstoffen bestehen. Dies sind Gifte, die auch im Benzin, Plastiksackerl, Autoschmiermittel und Petroleum enthalten sind. Solche Inhaltsstoffe auf Mineralölbasis holen die Feuchtigkeit aus der Haut heraus und unterbinden Hautreaktionen. Wird die Creme abgesetzt, ist die Haut trockener als zuvor – sie hat verlernt, sich selber zu regenerieren.

Naturkosmetik – mittlerweile eine absolut brauchbare Alternative!

Natürliche Abhilfe bietet uns Naturkosmetik, die mittlerweile eine absolut brauchbare Alternative geworden ist, in Kombination mit guter Ernährung, frischer Luft und Bewegung, um unsere Gesundheit und die Schönheit der Haut zu erhalten und zu fördern.

Allerdings ist Achtsamkeit angebracht, denn nicht jedes Produkt, das „Bio" im Namen trägt, verdient ihn auch. Die Auswahl an solchen Produkten ist mittlerweile sehr groß, so dass der Überblick schwer fällt. Gute Produkte erkennt man an der Volldeklaration der Inhaltsstoffe auf den Packungen. Je weniger Emulgatoren, chemische Antioxidanten, Duftstoffe, Farbstoffe und Konservierungsmittel enthalten sind, umso besser.

Stutenmilch-Naturkosmetik ist die beste Möglichkeit, ein schönes und gesundes Hautbild zu erhalten.

Stutenmilch-Naturkosmetik ist die beste Möglichkeit, ein schönes und gesundes Hautbild zu erhalten. Stutenmilchkosmetik ist eine hochwertige, biologische Naturkosmetikserie, die nach traditioneller Methode hergestellt wird. Kaltgepresste Pflanzenöle, wie Kokosfett und Palmöl, die besonders leicht und schnell in die Haut einziehen und ätherische Öle aus der ganzen Welt runden die Wirkung der hochwertigen und wertvollen Stutenmilch ab. Die ätherischen Öle aus erster Pressung geben den Produkten die nötige Haltbarkeit, den Duft und die Wirkung. Interessant ist noch, dass die Stutenmilch selbst einen natürlichen Lichtschutzfaktor bietet. Damit der Inhalt der hochwirksamen Stutenmilchkosmetik erhalten bleibt, empfiehlt sich zum Schutz gegen Licht und UV-Strahlung die Aufbewahrung der Produkte in Behältern aus speziellem Opalglas. Die Herstellung unserer Stutenmilchkosmetik erfolgt unter strengsten österreichischen Richtlinien im Inland. Diese hochwertigen Naturprodukte kann man nicht im Supermarkt beziehen, da wir diese Produkte zu einem günstigem Preis anbieten und auf individuelle Fachberatung größten Wert legen, für die im Supermarkt kein Platz ist. Kosmetik kann viel und ist oft mehr als bloße Oberflächenglättung. Gesunde und schöne Haut ist jedoch mit Cremes und Wässerchen allein nicht zu erreichen, und schließlich birgt die Aussage, dass man ab 30 für sein Gesicht selbst verantwortlich ist, schon ein Körnchen Wahrheit in sich.

Mit natürlichem Lichtschutzfaktor!

14.3. Stutenmilchprodukte mit ätherischen Ölen

Für Packungen und Intensivpflege hat es sich bestens bewährt, frische Stutenmilch mit verschiedenen Basisölen oder mit ätherischen Ölen auf den Körper als Ölemulsion aufzutragen. Jedes Öl hat eine unterschiedliche Eindringtiefe. Durch die Kombination von mehreren Ölen erreicht man daher mehrere Hautschichten auf einmal. Rizinusöl dringt sehr tief ein, Olivenöl, Sesamöl, Weizenkeimöl, Mandelöl und Nachtkerzenöl bleiben mehr an der Hautoberfläche. Auch die Kombination von Stutenmilch mit Macadamiaöl, Traubenkernöl oder Jojobaöl und Aloe Vera hat sich sehr gut bewährt.

Frische Stutenmilch mit verschiedenen Basisölen oder mit ätherischen Ölen als Ölemulsion

Bei den so genannten Stutenmilch-Wickeln wird Stutenmilch mit verschiedenen Ölen zu einer Ölemulsion vermischt und auf ein Vlies aufgetragen, das um den warmen Körper gewickelt wird. In einer Softpackwanne lässt man die Wickel 20 Minuten einwirken. Danach darf eine halbe Stunde nicht geduscht werden. Man fühlt sich wie neugeboren – ein herrliches Gefühl! Wenn diese Anwendungsmethode zu Hause nicht durchführbar ist, gibt es die Möglichkeit, sich mit Stutenmilch in speziellen Kosmetikinstituten und Wellnesshotels verwöhnen zu lassen.

Literaturhinweise

Bühlbäcker, Alexander: Zur Verwendbarkeit von Stutenmilch, Kumyss und Eselmilch als Diätetika und Heilmittel. Verlag Dr. Markus Hänsel-Hohenhausen, 1996

Chilin: Antibiotic action of the microflora of koumiss on tubercle, 1959

Fuchs, Norbert: Mit Nährstoffen heilen, Ralf Reglin Verlag, 2001

Höffken, Maike: Die heilende Kraft der Stutenmilch und ihre Anwendung in der naturheilkundlichen Praxis. Vogt Verlag, 2000

Dr. med. Koch, Lutz: Stutenmilch, ein altbewährtes Naturheilmittel bei Haut- und Darmerkrankungen. Haug Verlag, 1994

Lamek, Udo und Koch, Lutz: Vital durch den Alltag – Stutenmilch – Die Wiederentdeckung eines alten Naturheilmittels. Haug Verlag, 1994

New Scientist, November 2001

Ospanova: Über antibiotische Eigenschaften von aus Kumyss isolierten Hefen, 1981

Schangabilow: Resultate von Untersuchungen über einige immunulogische Kennzeichen des Blutserums von Patienten mit chronischer Hepatitis und Änderungen dieser Kennzeichen mit dem Einfluß einer National-Milchprodukte Diät, 1983

Wiesener und Knobling: Untersuchungen zur Wertigkeit der künstlichen Säuglingsernährung, Berlin 1964

In Russland, Deutschland und Österreich sind seit einigen Jahrzehnten umfangreiche wissenschaftliche Studien zur Stutenmilch durchgeführt worden und einige Dissertationen zum Thema erschienen. Alleine in den 50er Jahren erschienen mehr als 500 Veröffentlichungen zu den verschiedensten Aspekten der Tuberkulosebehandlung mit Kumyss in Russland, die hier nicht im Einzelnen aufgeführt werden können.

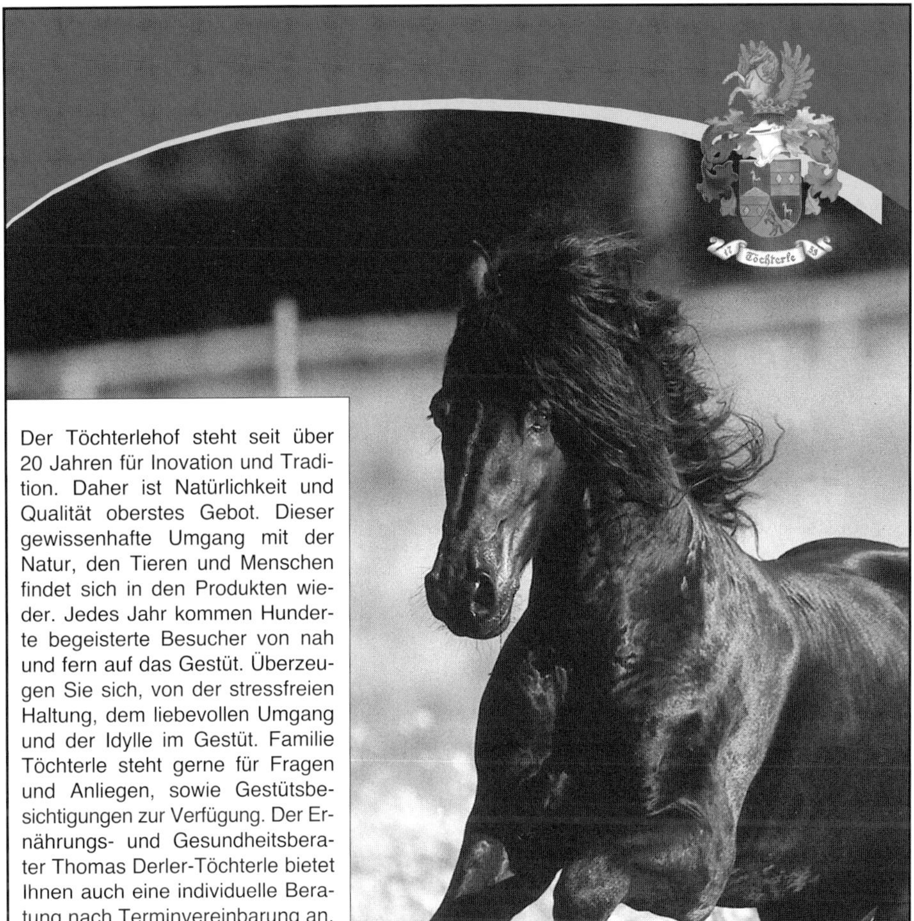
17 Töchterle 59

Adressen

Bezugsquellen:

Stutenmilchgestüt Töchterlehof
Oberfeistritz 190
A-8184 Anger
Tel.: 0043(0)3175/22 14
Fax: 0043(0)3175/29 85
www.toechterle.at
stutenmilch@toechterle.at

Drogerie Wurzelsepp
Kräuter-Reformhaus
Hauptplatz5
8010 Graz
Tel.: 0316/83 52 40-0
Office@Wurzelsepp.at

Reformhaus Kräuterschlögl
Heilkräuter-Naturkost-Frischsäfte
Färberplatz 11
8010 Graz
Tel.: 0316/58 25 68-0

Sissy Sichart
Zeil 188
8171 St. Kathrein
Tel.: 03179/32 32
sissy.sichart@aon.at

Reformhaus Buchmüller
Nachfolger KG
Neubaugasse 17–19
1070 Wien
Tel.: 01/523 72 97-0

OKE Bauernladen
Mag. Nagy Ronald
Laurenzerberg 1
1010 Wien
Tel.: 01/533 13 88

Wienerberg Apotheke
Mag. pharm. Urban KG
Tesarekplatz 1
1100 Wien
Tel.: 01/616 05 30-0
www.wienerberg-apotheke.at

Rund um G'sund
Fr. Anni Jäger-Griesser
Reitherspitzstraße 567
6100 Seefeld/Tirol
Tel.: 05212/24 89
jaeger.anni@utanet.at

Erlebnishotel Schmiedboden
Familie Gamper
Schmiedboden 12
6372 Oberndorf in Tirol
Tel.: 05356/646 46-0
schmiedboden@tirol.com

Kausan
Dr. Kaufhold GmbH.
Nr. 112
9411 St. Michael/Lavanttal
Tel.: 03452/610 21-0

Wugo
Wellnes & Gesundheit
Thomas Obstfelder
Grüntalstraße 27
D-96523 Steinach
Tel.: 0049/36762 289097

Hotels und Kuranstalten:

Gleichenberger & Johannisbrunnen AG
Brunnenstraße 33–34
8344 Bad Gleichenberg
Tel.: 03159/22 94-0

Well-in Hotel Thermenhof
Familie Paierl
Wagenberg 120
8271 Bad Waltersdorf
Tel.: 03333/28 01 31

Thermalheilbad
Geschwister Feldner GmbH.
Kadischenallee 22–26
9504 Villach
Tel.: 04242/30 01-0
kosmetik@warmbad.at

Wellness- und Almenland Gasthof Eder
8171 St. Kathrein/Offenegg 3
Tel.: 03179/82 35
eder@almenland.at

Vital – Wellnesshotel Albblick
Familie Grau
Tumlinger Weg 30
D-72178 Waldachtal/Salzstetten
Tel.: 0049/7486-9800
info@albblick.de

Pürzlbacherhof
Fam. Maria und Georg Weißbacher
Dampfheubadehof
Pürzlbach 5
5093 Weißbach/Lofer
Tel.: 06582/82 97
heubaden@gmx.at

Ärzte und Beratungsstellen:

Dr. Werner Seidl
Herrengasse 5
2700 Wr. Neustadt
Tel.: 02622/244 44
seidl@medical.at

Dr. med.univ. Martina Moder-Hoffmann
Ärztin für Allgemeinmedizin
Distriktärztin
Kaiserfeldgasse 3
8190 Birkfeld
Tel.: 03174/45 25-0

Dr. Herta Schmidt
Ärztin für Allgemeinmedizin, Homöopathie
Bioresonanz und chinesische Heilmassage
Opernring 14
8010 Graz
Tel.: 0316/82 20 15

Dr. Thomas Steinkellner
Rosentalerstraße 99h
9020 Klagenfurt
Tel.: 0463/24 51 64

Gesundheits- und Ernährungsberater
Thomas Derler-Töchterle
8184 Oberfeistritz 190
Tel.: 0676/583 06 00
stutenmilch@toechterle.at

Über die Autoren

Dr. Werner Seidl, geboren 1949 in Wien, Allgemeinmediziner, Facharzt für Chirurgie, beschäftigt sich seit vielen Jahren mit Alternativmedizin und erwarb 2002 das ÖAK Diplom für komplementäre Medizin Akupunktur. Seit einigen Jahren beschäftigt sich der gelernte Schulmediziner auch mit Radiästhesie (Lehre von Strahlenwirkungen, die von belebten und unbelebten Objekten ausgehen und von besonders empfindlichen Menschen – Radiästheten – feststellbar sind) und im Besonderen mit der Heilnahrung Stutenmilch. Diese setzt er in seiner Praxis sowohl als Vorbeugemaßnahme als auch zur Therapie bei den verschiedensten Leiden ein. Sein Schwerpunkt liegt in den Erkrankungen des Verdauungstraktes.

Thomas Derler-Töchterle, geboren 1971 in Weiz/Österreich, Land- und Forstwirtschaftliche Fachschule in Großwilfersdorf, einige Monate Praktikum am Gestüt Zoege von Manteuffel in der Lüneburger Heide (die Ahnen dieses Gestüts waren bereits zu Zarenzeiten in Russland Stutenmilchlieferanten für den Zarenhof). Der gelernte Gesundheits- und Ernährungsberater hat eine langjährige Erfahrung mit Stutenmilch und Stutenmilchkosmetik aus dem eigenen Gestüt in Oberfeistritz/Steiermark.